在宅医療の技とこころ

# 在宅で褥瘡に出会ったら

改訂2版

鈴木内科医院　鈴木　央　編著

南山堂

## 執筆者一覧

| | |
|---|---|
| 和田　忠志 | いらはら診療所在宅医療部 |
| 平原佐斗司 | 東京ふれあい医療生協梶原診療所在宅総合ケアセンター |
| 下元　佳子 | 生き活きサポートセンターうぇるぱ高知 |
| 岡部　美保 | 高崎健康福祉大学訪問看護ステーション |
| 手塚　波子 | 小川医院栄養ケアセンター |
| 鈴木　央 | 鈴木内科医院 |
| 纐纈恵美子 | NPO法人渋谷介護サポートセンター |
| 沼田　美幸 | 日本看護協会医療政策部 |
| 小野沢　滋 | 北里大学病院トータルサポートセンター |
| 新谷　浩和 | 新谷歯科医院 |
| 袋　秀平 | ふくろ皮膚科クリニック |
| 太田　秀樹 | 医療法人アスムス |
| 中野　一司 | ナカノ在宅医療クリニック |
| 泊　奈津美 | ナカノ訪問看護ステーション |
| 切手　俊弘 | 彦根市立病院外科 |
| 髙谷　陽子 | あおぞら診療所 |
| 川越　正平 | あおぞら診療所 |
| 茅根　義和 | 東芝病院緩和ケア科 |

（執筆順）

シリーズ監修　和田　忠志　いらはら診療所

## シリーズ「在宅医療の技とこころ」に寄せて

いらはら診療所在宅医療部 部長　和田忠志

　このたび，南山堂より，シリーズ「在宅医療の技とこころ」が発刊されることになりました．わが国において，超高齢社会の到来とともに，在宅医療や緩和ケアを身につけた医師が必要であることが広く認識されています．この社会背景の中で，本シリーズが出版されることは，非常に時機を得たものと思います．

　本シリーズは，どこまでも「在宅医療を実践する立場」で，わが国の実践者の中でも，特にすぐれた活動を行っている方々に，各巻の編集を依頼いたしました．そして，編集の先生方には，現場に即した「実践の智」を読者の方々に伝えられるような本作りをお願いしました．また，各巻のテーマについても，在宅医療で遭遇する頻度が高く，かつ，重要な問題に重点を置いてテーマを選びました．これから在宅医療を始めようとする方にも，すでに在宅医療をされている方にも，また，在宅医療に関心のある臨床研修医の方にも，使っていただけるシリーズであると信じます．

　このシリーズが，わが国の在宅医療の推進に少しでも役に立てれば，という願いをこめて，世に送りだしたいと思います．

# 第2版 序

　ついに本書第2版をお手元に届けられるようになった．本書は，様々な意見がある在宅褥瘡治療において，それらを均等に紹介している．特に第1版よりラップ療法について収載してきたが，近年その有用性が認められガイドラインにも記載されるようになった．

　消毒作用のある薬剤の使用についても様々な意見があったが，第1版でも紹介し，その後これらの方法も有用であると高い推奨度で新たなガイドラインに掲載されるようになった．

　創傷被覆材についても，エビデンスがさらに集積され，在宅では3週間以上使用できることになった．本書が第1版で強く求めていたことである．今後，在宅における創傷被覆材使用が現場やガイドラインにどのように影響するのか，今はまだよくわからない．しかし，在宅における選択肢が増えたことは間違いなく，歓迎しうるものであろう．

　在宅では患者やその家族は生活をしながら療養を行っている．その中では様々な事情があり，必ずしも医学的に最善の治療を受け入れられるわけではない．その事情や「ものがたり」に配慮しながらケアを行うことが，在宅医療の重要な一面であることは間違いのないことである．

　今後日本は高齢社会を迎え，褥瘡対策は重要な役割を担うことになる．さらに療養の場所は病院から在宅に移ることは国策となっており，在宅における褥瘡対策はますます重要性を帯びることになる．在宅ではどのような褥瘡ケアが行われるべきなのだろうか．きちんとした理論やエビデンスに基づいた局所治療，本人や家族の「ものがたり」に配慮した様々な気配りや工夫，お互いがその専門性をリスペクトしあうような多職種連携，治癒困難な褥瘡の場合は様々な病態を考慮しながら苦痛を緩和し安楽に過ごさせるケアなどが期待される．そのために知っておくべき知識，知恵や工夫，制度を改めて第2版では収載した．読者がこれから在宅褥瘡ケアにかかわる際に参考にしていただければ幸いと考える．

2016年1月

鈴木　央

# 初版　序

　本書は在宅医療に関わっている関係者，あるいはこれから行おうと思っている医療者を読者として想定して作られた．在宅医療では，さまざまな医療上の問題点に一人の医師が対応していかなければならない場面が数多く存在する．がん疼痛緩和，認知症のケア，神経難病への対応，人工呼吸器の管理，胃瘻への対応，栄養管理，各種カテーテルの管理などである．これらの避けて通れない問題点のひとつに褥瘡がある．

　在宅で管理する患者は，ADLが低下し病院に通院することはおろか，自力で寝返りを打つことすら困難な患者が多い．このため，褥瘡は在宅における日常的な問題点のひとつといってよいと思われる．つまり在宅での褥瘡管理は，在宅医にとって必須の守備範囲と考えられるのである．

　ところが，日本褥瘡学会が編集した「在宅褥瘡予防・治療ガイドブック」の中にある，「在宅療養者における褥瘡の有病率及び予防・管理に関する調査」[1]という報告には，「在宅療養者に対する褥瘡の予防・管理の質は病院および施設のそれと比べて低いことが明らかになった」と結論づけられている．確かに在宅褥瘡ケアにおける大きな問題点は，在宅現場の一部では褥瘡の治療やケアがきちんと認知されていないことにあると思われる．一方で，在宅においても褥瘡をきちんと管理し，治癒に導いているケースも確かに少なからず存在するのである．中には病院への入院を契機に褥瘡を発症しそのまま退院，その褥瘡を在宅で管理し，治癒に導くケースも少なくないこともまた事実である．

　病院では近年，多職種からなる褥瘡ケアチームが関わることが増えてきているが，在宅でも医師に加え，ケアマネジャー，ホームヘルパー，訪問入浴スタッフ，デイケアスタッフ，ショートステイスタッフなどの介護関係者，訪問看護師や薬剤師，歯科医師などと多職種チームを形成して褥瘡に対処する．病院における多職種チームと最も異なる点は，在宅では家族にチームの一員として動いてもらうことであろう．当然のことであるが，家族には代わりもおらず，報酬も出ない．時には休息が必要で，24時間いつでも働き続けるわけにはいかない．もし家族が介護疲労のために倒れてしまえば，在宅療養は崩壊し，患者は入院または施設入所せざるを得なくなることが多い．したがって，在宅褥瘡ケアと病院における褥瘡ケアは同一のものとはなりえないと考えられるのである．

　このような環境における褥瘡ケアを本書では考えてみたい．たとえば2時間

ごとの体位交換を指示したとしても，それを家族だけで24時間行うのは簡単なことではない．一人の人間のみが介護していたのであれば，数週で介護者が疲弊し在宅療養は崩壊してしまうものと予測される．もしヘルパーが訪問し体位交換を行ったとしても，夜間の2時間おきの訪問は現実的なものではないだろう．したがって，在宅での体位交換を2時間おきに行っているケースはおそらくまれであると考えられる．少なくとも夜間は3時間程度で体位交換が行われているのである．体位交換で痛みを訴えるようなケースでは，ほとんど体位交換をしないで一日を過ごすこともありうる．このような状況でも，褥瘡を管理し治癒に導いているケースもあるのである．すなわち，在宅では在宅なりの方法論が存在しているということになるのではないだろうか．

　また，在宅における褥瘡管理は，褥瘡を診ていくことだけでは成立しない．がんや認知症，脳血管疾患などの主たる疾病を管理した上で行うものとなる．さらに病状の経過や病気のステージを考えた上で，いかなる褥瘡のケアを選択するのかが決まることになる．したがって，筆者は在宅における褥瘡管理は，在宅主治医の仕事であると考えている．褥瘡管理のためだけに，皮膚科専門医や形成外科医を在宅に呼ぶことは，在宅現場の多くでは現実的ではなく，在宅医療全体の流れを考えるとデメリットも少なくないと考える．

　病院医療では疾病や障害が生じ，その疾病・障害に対して医療が介入し，治癒させることを目的としている．一方，在宅医療は医療が介入した結果だけを重視するわけではない．終末期の在宅医療では，医療が介入しても，最終的には死亡という最悪の結果に終わる．しかし，その評価は必ずしも不満足というわけではない．看取りを行ったケースの中で，遺族満足度の高いケースは決してまれではないのである．それは，在宅医療がプロセスを重視するからにほかならない．在宅主治医がいかに関わり，患者や家族の思いに寄り添い，生活を支えたのか，これらが医療の評価につながるのである．そこで，筆者はこのようなプロセスの中で，褥瘡管理を行うことが，褥瘡治療に対する満足度を上げることになるのだと考えている．

　そこで本書では，あえて在宅でも活動している褥瘡治療の専門家にも執筆を依頼しなかった．もちろん，彼らの働きは高く評価しているが，前述のように在宅では全体を診る中で，褥瘡も診ていく視点が大切であると考えたのである．このため，本書では，すべての項目に渡り，在宅の現場で実働している医療関係者，あるいは介護関係者に執筆を依頼した．

最後に触れておきたい点は，本書では褥瘡にさほど関わったことがない読者を対象にするために，あえて極めてシンプルな褥瘡の治療原則についてこだわった点である．日本褥瘡学会が提言する，褥瘡評価のためのアセスメントツールや，治療における考え方の基本原則であるDESIGN（-P）についてもあえて深く触れなかった．在宅ならではの考え方や方法論にこだわったつもりである．

　このような編集方針にさまざまな意見や批判もあるであろう．しかし，在宅というフィールドの中で行う褥瘡管理については，上記のような事情があるのである．関係者にはご理解をいただきたいと考える．

　この本が，在宅で褥瘡管理を行おうとしている医療関係者，介護関係者にとって少しでも助けになることを祈念する．

　2010年1月

鈴木　央

## 文　献

1) 日本褥瘡学会編：在宅褥瘡予防・治療ガイドブック．Pi-ix，照林社，2008．

# 目 次

## 第1章 在宅における褥瘡ケアの特殊性 ……… 和田忠志 1
1. 病院か自宅か ……………………………………………………… 1
2. 家族介護が前提であること ……………………………………… 1
3. 看護師や薬剤師，リハビリテーションスタッフとの連携 ……… 2
4. ホームヘルパーおよびケアワーカーとの連携 ………………… 3
5. 特別訪問看護指示書・主治医意見書 …………………………… 3

## 第2章 褥瘡の基礎知識 ……………………… 平原佐斗司 5
1. 褥瘡のリスクアセスメント ……………………………………… 5
2. 創傷管理 …………………………………………………………… 7
   A. 急性期の褥瘡管理 …………………………………………… 7
   B. 慢性期の褥瘡管理 …………………………………………… 7
      （1）DESIGN による定期的評価 …………………………… 7
      （2）TIME コンセプト ……………………………………… 10
3. 全身管理 …………………………………………………………… 13
   A. 体圧分散寝具の使用 ………………………………………… 13
   B. ポジショニング ……………………………………………… 14
   C. 清潔保持とスキンケア ……………………………………… 15
   D. 尾骨部の褥瘡とシーティング ……………………………… 16
   E. 栄　養 ………………………………………………………… 16
4. 下肢慢性創傷 ……………………………………………………… 17
   A. 重症下肢虚血と壊疽 ………………………………………… 17
   B. 静脈性下肢潰瘍 ……………………………………………… 18

## 第3章 褥瘡を予防する ……………………………………… 19
1. ポジショニング ………………………………… 下元佳子 19
2. 体圧分散寝具の選択 …………………………… 岡部美保 22
   A. 体圧分散マットレス ………………………………………… 22
   B. 体圧分散マットレスの選択 ………………………………… 22

　　　　（1）ウレタンフォームマットレスの特徴 ･････････････････ 24
　　　　（2）エアマットレスの特徴 ････････････････････････････ 25
　3．体位交換 ･････････････････････････････････････岡部美保　26
　4．栄　養 ･･･････････････････････････････････････手塚波子　29
　　　A．当院の特性 ････････････････････････････････････････ 29
　　　B．褥瘡予防と栄養アセスメント ････････････････････････ 30
　　　C．介護食で必要栄養量を補う工夫 ･･････････････････････ 31
　　　D．介護食の実際 ･･････････････････････････････････････ 32

## 第4章　褥瘡のアセスメント ･････････････････････鈴木　央　34

　1．なぜ褥瘡ができたのか ････････････････････････････････ 34
　　　A．褥瘡のナラティブ ･･････････････････････････････････ 34
　　　B．介護―病状―栄養状態のバランス ････････････････････ 35
　　　C．各種の褥瘡予防スケールについて ････････････････････ 36
　2．褥瘡を観察する ･･････････････････････････････････････ 40
　　　A．深　さ ････････････････････････････････････････････ 40
　　　B．褥瘡の病期 ････････････････････････････････････････ 40
　　　　（1）慢性期の褥瘡病期 ････････････････････････････････ 40
　　　　（2）褥瘡急性期の問題 ････････････････････････････････ 44
　　　C．感染の有無 ････････････････････････････････････････ 45
　　　D．ポケット形成の有無 ････････････････････････････････ 45
　3．治せる褥瘡と治せない褥瘡 ････････････････････････････ 46
　　　**ワンポイントアドバイス**
　　　・各種の深度分類やアセスメントツールとの付き合い方
　　　　････････････････････････････････････････鈴木　央　47

## 第5章　治　療 ･････････････････････････････････････････ 49

　1．全身的アプローチ ････････････････････････････････････ 49
　　　A．介護を導入する ････････････････････････纐纈恵美子　49
　　　　（1）介護保険制度のあらまし ･･････････････････････････ 49
　　　　（2）どんなケアマネジャーを選ぶか ････････････････････ 50
　　　　（3）ケアマネジャーは何を行っているのか ･･････････････ 51
　　　　（4）介護職ができること，できないこと ････････････････ 52
　　　B．訪問看護を導入する ････････････････････沼田美幸　53

（1）訪問看護サービスの導入方法 ･････････････････････････53
　　　（2）皮膚・排泄ケア認定看護師と訪問看護ステーション看護師との
　　　　　協働 ･････････････････････････････････････････････55
　　C. 栄養管理･････････････････････････････････小野沢 滋 58
　　　（1）栄養サポートの基礎 ･････････････････････････････59
　　　（2）褥瘡発生時の栄養管理の実際 ･････････････････････62
　　D. 摂食嚥下障害への対応･････････････････････新谷浩和 69
　　　（1）摂食嚥下 ･････････････････････････････････････69
　　　（2）虚弱・サルコペニア・栄養マネジメント ･････････････70
　　　（3）在宅での摂食嚥下機能評価 ･･･････････････････････70
　　　（4）摂食嚥下障害への対応 ･･･････････････････････････72
　　E. 全人的対応･････････････････････････････････鈴木　央 73
　　　（1）なぜ褥瘡治療に全人的対応が必要なのか ･････････････74
　　　（2）家族へのケア ･････････････････････････････････75
　　　（3）今後の治療方針の選択をめぐって ･････････････････75
2. **局所的アプローチの基本戦略** ･････････････････････鈴木　央 76
　　A. 近年の褥瘡局所療法をめぐる状況･･････････････････････77
　　B. 褥瘡治癒にとって重要な因子･････････････････････････79
　　　（1）褥瘡の深さ ･･･････････････････････････････････79
　　　（2）湿潤環境 ･････････････････････････････････････80
　　　（3）感染への対処 ･････････････････････････････････82
　　　（4）褥瘡急性期における処置 ･････････････････････････83
　　　（5）炎症期の褥瘡に対する処置 ･･･････････････････････83
　　　（6）肉芽形成期の褥瘡に対する処置 ･･･････････････････84
　　　（7）表皮形成期の褥瘡に対する処置 ･･･････････････････85
　　　（8）ポケット形成褥瘡への対応 ･･･････････････････････86
　　C. 褥瘡局所治療の3原則･････････････････････････････87
　　　（1）湿潤環境の維持 ･･･････････････････････････････87
　　　（2）組織障害性のある薬剤・材料を極力使用しない ･･･････88
　　　（3）創の洗浄，浸出物の除去 ･････････････････････････89
　　D. 在宅において使用しやすい方法とは････････････････････89
3. **局所的アプローチの実際** ･････････････････････････････91
　　A. 褥瘡対処の実例･････････････････････････････袋　秀平 91
　　　（1）適切なケアの継続により少ない往診回数で治癒した例 ････91
　　　（2）抗凝固薬内服中のために病院で切開を行った例 ･･･････93
　　　（3）局所治療を工夫して閉創にこぎつけた例 ･････････････95

（4）病院との連携で治癒にいたった例 ························ 96
　B．外科処置の基本手技 ····························太田秀樹　98
　　　（1）外科処置に必要な器具とその使い方 ···················· 98
　　　（2）外科処置の基本と道具の扱い方 ························ 99
　　　（3）壊死組織の除去 ···································· 99
　　　（4）ポケットの開放 ··································· 101
　　　（5）膿瘍の切開 ······································· 102
　　　（6）難治性褥瘡の治癒過程（約8か月の経過） ············· 103
　　　（7）当院での褥瘡処置原則 ····························· 103

## 4．ラップ療法／開放性湿潤療法（OpWT）の実際
　　　　　　　　　　　　　　　············中野一司，泊 奈津美　107
　A．褥瘡のラップ療法／開放性湿潤療法（OpWT） ············ 107
　　　（1）ラップ療法とは？ ·································· 107
　　　（2）なぜ，ラップ療法（OpWT）で褥瘡が治るのか？ ······ 107
　　　（3）ラップ療法（OpWT）の基本的な考え方 ··············· 108
　　　（4）ラップ療法（OpWT）の実際 ························· 109
　　　（5）在宅医療の褥瘡管理は，ラップ療法（OpWT）で十分 ·· 110
　B．医療法人ナカノ会ナカノ訪問看護ステーションでのラップ療法
　　　（OpWT）の取り組み～多職種連携におけるラップ療法（OpWT）
　　　の実際～ ············································· 110
　　　（1）症例提示 ········································· 111
　　　（2）課題症例 ········································· 112
　　　（3）ラップ療法（OpWT）に関するアンケート調査 ········ 113
　　　（4）ナカノ式褥瘡評価基準値の設定とナカノ式褥瘡評価基準表の作
　　　　　成 ··············································· 115
　　　（5）主治医との連携の問題点 ··························· 116
　C．ラップ療法（OpWT）と在宅医療 ······················· 123
　　　（1）在宅医療と相性のよいラップ療法（OpWT） ·········· 123
　　　（2）ラップ療法（OpWT）は在宅医療だという哲学（コンセプト）
　　　　　 ················································· 123

## 5．在宅でもできる陰圧閉鎖療法の実際 ············· 切手俊弘　124
　A．陰圧閉鎖療法とは？ ································· 124
　B．陰圧閉鎖療法の歴史 ································· 124
　C．陰圧閉鎖療法のしくみ ······························· 125
　D．陰圧閉鎖療法の利点 ································· 125
　　　（1）創傷治癒環境の充実 ······························· 125

　　　　（2）処置の回数の軽減 ･････････････････････････ 125
　　　　（3）費用対効果 ･････････････････････････････ 126
　　E．専用機器の導入 ･･･････････････････････････････ 126
　　F．在宅でも活用できる陰圧閉鎖療法 ･････････････････ 127
　　G．外来で使用できる専用機器の導入 ･････････････････ 127
　　H．在宅での陰圧閉鎖療法を普及させるために ･･･････････ 128
6. 皮膚の保湿清潔ケアの実際 ･･････････････････････沼田美幸 129
　　A．皮膚の清潔方法 ･･･････････････････････････････ 129
　　B．保　湿 ･････････････････････････････････････ 132
　　C．保　護 ･････････････････････････････････････ 132
　　　　（1）物理的要因の排除 ･･･････････････････････ 132
　　　　（2）化学的要因の排除 ･･･････････････････････ 134
7. 褥瘡ケアにおける多職種連携の実際 ････････ 髙谷陽子，川越正平 134
　　A．"点"での関わりとチーム医療 ･･･････････････････ 134
　　B．褥瘡の予防～家族や介護者との関わり ･･･････････････ 134
　　C．治療の開始 ･････････････････････････････････ 135
　　D．ケアにおける多職種連携～情報の共有 ･･････････････ 135
　　　　（1）医療者（医師と訪問看護師）の役割 ･･･････････ 135
　　　　（2）非医療者（家族やホームヘルパー）の役割 ･････ 136
　　　　（3）介護施設（デイサービスやショートステイ）の役割 ･･･ 136
　　　　（4）ケアマネジャーの役割 ･･･････････････････ 137
8. 癌性潰瘍への対応 ･････････････････････････茅根義和 138
　　A．疼　痛 ･････････････････････････････････････ 138
　　B．出　血 ･････････････････････････････････････ 140
　　　　（1）Oozing パターン ････････････････････････ 140
　　　　（2）血管性パターン ････････････････････････ 141
　　C．悪　臭 ･････････････････････････････････････ 141
　　D．モーズ軟膏 ･････････････････････････････････ 142

　■ ワンポイントアドバイス
　　・褥瘡の治癒が遅れている場合 ･･････････････ 鈴木　央 144
　　・肉芽が大きくなりすぎた時 ････････････････ 鈴木　央 145
　　・巨大なポケットに遭遇した時 ･･････････････ 鈴木　央 146
　　・専門ナースとの協働 ･･････････････････････ 岡部美保 147
　　・在宅医療とICT（情報通信技術）････････････ 鈴木　央 149

## 第6章　治療に使用する材料ガイド ……………………… 150

1. ドレッシング材 ………………………………… 鈴木　央　150
2. 外用剤 …………………………………………… 鈴木　央　158
3. 体圧分散寝具 …………………………………… 岡部美保　161
   A. ウレタンフォームマットレス …………………………… 161
   B. エアマットレス …………………………………………… 164
   C. ハイブリッド構造マットレス …………………………… 169
4. 栄養剤 …………………………………………… 手塚波子　171
   A. 総合栄養食品 ……………………………………………… 171
   B. 栄養機能食品 ……………………………………………… 171
     （1）蛋白質強化 …………………………………………… 171
     （2）微量栄養素強化 ……………………………………… 172
   C. 水分・電解質の補給 ……………………………………… 172
   D. 新しい介護食品（スマイルケア食） …………………… 172
   E. 困った時には ……………………………………………… 173
     （1）市販の介護食品を利用する場合 …………………… 173
     （2）介護食を手作りしたい場合 ………………………… 173

   ワンポイントアドバイス
   ・外用剤の使い方 ………………………………… 鈴木　央　175
   ・保険診療における在宅褥瘡ケア ……………… 鈴木　央　177

索　引 ……………………………………………………………… 179

# 第1章

# 在宅における褥瘡ケアの特殊性

## 1 病院か自宅か

　病院で積極的に褥瘡治療をしている医師からは「病院では優れたケアが可能だが，在宅医療では褥瘡ケアが貧困である」というコメントを聞く．一方，在宅医療を積極的に行う医師は「褥瘡は多くは病院でできるもので，それを在宅医療で治す」という意識をもつことが多い．このギャップはどこから来るのだろうか．

　わが国で看取りや教育を積極的に行う在宅療養支援診療所は100〜200か所と推測され，また，積極的な活動を行う訪問看護ステーションは1,000〜2,000か所と推測されている[1]．わが国の市町村数が約1,700であることを考えれば，この数の少なさが理解されよう．つまり，在宅医療を積極的に行う医療機関は少なく，積極的に褥瘡治療を行う病院医師から見れば，周囲の医療機関の在宅褥瘡ケアが不十分に見えるのであろう．逆に，そのような積極的な褥瘡治療を行う病院も少数であろうと想像する．したがって，積極的な在宅医から見れば，「病院での褥瘡治療は不十分なので自宅で治す」意識になるのであろう．

## 2 家族介護が前提であること

　在宅医療は，基本的に家族介護に依存する医療形態である．その意味で，家族が疲弊するような手法は有害ですらある．家族が疲弊しないような持続可能なケアを構築する必要がある．例えば，「2時間ごとの体位交換」などの指示が病院で出ていることがあるが，これでは，家族は生存不能である．それよりは，自動体位交換機能を有する体圧分散マットレスを使用して，「人手による体位交換は夜間は行わない」ケアに合理性がある．

家族の「生活スタイル」や「几帳面さ」はまちまちである．「医師や看護師がベストと考えるケア」をすぐに行える家族は比較的少数と考えたほうが無難であろう．ケアの習得にかかる時間もまちまちである．ゆっくりとケアの技量が進歩する家族も珍しくない．うまずたゆまず支援しつつケアを構築したい．

　また，家庭で入手できるものを利用する視点も重要である．現在，食用ラップやビニール（ポリエチレンフィルム）などを用いた在宅褥瘡ケアが広く行われているが，これは，単にそれらによるケアが効果的であるのみならず，家庭で安価かつ容易に入手でき，家族が毎日それらを用いてケアができる利点が大きい．

## 3　看護師や薬剤師，リハビリテーションスタッフとの連携

　看護師との連携が在宅医療における褥瘡ケアの要諦である．多くの訪問看護師は褥瘡ケアに関心をもっている．医師は，在宅医療の実施において，スキンケアや褥瘡の早期発見を訪問看護師に委ねることができると，おおむね考えてよい．すでに褥瘡が発生した患者においては，ケアの基本的な方針を看護師に委ねることができることが多い．

　重要な点は，狭い意味での褥瘡ケアにとらわれず，患者の栄養状態の改善，臥床時等の体圧分散，車いす乗車時の姿勢や乗車時間の長さ，排泄のあり方などに留意して看護師等とケア方法について話し合うことである．栄養，体圧分散，姿勢，排泄方法などの改善が，褥瘡そのものに対する治療行為よりも，褥瘡改善に寄与することが少なくない．看護師は，これらすべての生活行動援助に携わる職種である点において，褥瘡ケアの主役たりえる．

　患者が臥床している時などに姿勢を制御する「ポジショニング」においては，体圧が分散するようにクッションやピローを使用するが，その作業においては理学療法士などの意見を参考にするとよい．また，体圧分散マットレスの導入や，患者を無理なく移動するためのリフター（リフト）などの導入においても，看護師やリハビリテーションスタッフの意見を聞くことが有効である．

　最近では褥瘡に関心をもち，訪問活動を行う薬剤師も散見されるようになってきた．褥瘡ケアにおける薬物選択は訪問活動を行う薬剤師と相談すると有効なことがある．

## 4 ホームヘルパーおよびケアワーカーとの連携

　在宅ケア現場では，医師や看護師が頻回に訪れてケアを行うことは，医療機関の体制上も容易ではないし，医療費も高額となる．このため，実際には家族に褥瘡ケアの大部分を行ってもらうことになる．家族介護力に恵まれない人の場合，看護師によるケアが行われることを前提として，例えば，ホームヘルパーによる支援が視野に入る．居住系サービス事業所では，ケアワーカーによる支援である．

　現在の法解釈では，家族には，褥瘡処置などの「医療行為」を行うことが認められている．一方，ヘルパーは「褥瘡処置ができない」と解されている．例えば，ヘルパーによる処置は軽微な傷などに対しては認められているが，褥瘡処置は認められていない．軟膏塗布も虫刺されなどに対しては可能だが，褥瘡に軟膏を塗布することはできないと解されている[2]．

　しかし，「汚染されたオムツを取り替える」ことは可能である．このため，オムツに食用ラップやビニールなどをあててケアする手法が考案された．最近では，「穴の多数あいたビニール袋の中に紙オムツを入れた褥瘡用パッド」を医療従事者の指導で自作し，これを褥瘡部にあてる方法も時に行われる．このような自作パッドはオムツの上下にビニールがあるために，褥瘡部の皮膚に加わる水平方向のズレの力を吸収する作用もある．

　このようなケアをホームヘルパーやケアワーカーに行ってもらう場合でも，医師や看護師が常に褥瘡の状態を観察しつつ，密接な連携の下にケアを進めたいと考える．

## 5 特別訪問看護指示書・主治医意見書

　真皮を越える褥瘡がある場合，特別訪問看護指示書が月2回まで交付できる．つまり，深い褥瘡のある患者の場合，最長で月あたり4週間まで連日医療保険での訪問看護が可能である．また，医師は，介護保険制度の主治医意見書に褥瘡治療について記載することが望ましい．意見書における「特別な医療」に該当する．

## 文　献

1) 和田忠志, 太田秀樹：平成 19 年度在宅医療推進会議報告書別冊（在宅療養支援診療所・訪問看護ステーション等の能力強化に関する部会, 新たな在宅医等の人材養成に関する部会）2008 年 2 月
2) 厚生労働省：医師法第 17 条, 歯科医師法第 17 条及び保健師助産師看護師法第 31 条の解釈について（医政発第 0726005 号）2005 年 7 月 26 日

【和田忠志】

# 第2章

# 褥瘡の基礎知識

　1998年に日本褥瘡学会が設立されて以降，褥瘡ケアに対する科学的なアプローチの重要性が認識され，エビデンスが集積され，いくつかの治療ガイドラインも作成された．

　本章では，在宅医療において，最近の褥瘡治療とケアを実践するために必要な基本的知識について解説する．

## 1 褥瘡のリスクアセスメント

　1987年に開発されたブレーデンスケールは，褥瘡発生のリスクをアセスメントし，褥瘡を予防するという大きな変化をもたらした．褥瘡の管理で最も重要なのは発生を防ぐこと，あるいは軽度の褥瘡のうちに発見し，総合的な悪化防止対策を講じることである．現在では，何らかのアセスメントツールを用いて，褥瘡を予防することが重要であることを疑う者はいない．

　いくつかの褥瘡発生予測リスクアセスメントツールが開発されているが，在宅では，OHスケールや在宅版褥瘡発生リスクアセスメント・スケールのような簡便なアセスメントツールが用いられることが多い．

　OHスケール[1]は，「自力体位変換」，「病的骨突出」，「浮腫」，「関節拘縮」の4項目の日本人の褥瘡のリスクファクターに基づいた褥瘡発症確率を検証し，点数化したアセスメントツールで，在宅の場で広く用いられている（**表2-1**）．OHスケールの合計点数が3点以下を軽度レベルとし，褥瘡発生率は20％以下，4〜6点の中等度レベルは30〜60％，7点以上の高度レベルは70％以上の褥瘡発生率と予測される．

　OHスケールや在宅版褥瘡発生リスクアセスメント・スケールなど日本で開発されたリスクアセスメントツールとブレーデンスケールの大きな違いは，病

表 2-1　褥瘡の危険要因の点数化（OH スケール）

| | 褥瘡の危険要因 | |
|---|---|---|
| 自力体位変換（意識状態，麻痺，安静度） | できる | 0 点 |
| | どちらでもない | 1.5 点 |
| | できない | 3 点 |
| 病的骨突出（骨突出判定器によって判定） | なし | 0 点 |
| | 軽・中等度 | 1.5 点 |
| | 高度 | 3 点 |
| 浮腫 | なし | 0 点 |
| | あり | 3 点 |
| 拘縮 | なし | 0 点 |
| | あり | 1 点 |

（大浦武彦，堀田由浩：日本人の褥瘡危険要因〔OH スケール〕による褥瘡予防．p.15, 日総研出版，2005 より）

的骨突出を重要な褥瘡リスクとしている点である．過体重による垂直圧が問題となる欧米人と違い，日本の長期臥床高齢者では，臀筋が廃用と低栄養によって極度に萎縮するために，皮膚や皮下組織が脆弱化し，仙骨部の骨が臀部に比べて突出している状態（病的骨突出）が出現する．これは，アジア人特有のリスクファクターと考えられる．

このようなリスクアセスメントツールの有用性は揺るがない一方で，褥瘡発生に関係する因子は多様で複雑に関係しているため，リスクアセスメントツールだけですべての褥瘡の発生を予測できるわけではない．

一定のリスクのある患者に対して，プレディア™や PalmQ® などの体圧測定器（図 3-8 参照）を用いて，個々の在宅患者の実際の環境と体位に応じた体圧や応力を測定し，ポジショニングやシーティングの方法を検討することは，褥瘡の予防と悪化防止の有力な方法であろう．この時重要なのは，ズレの力という視点である．従来，褥瘡は長時間体圧が加わって，皮下の毛細血管がつぶれ，組織が虚血状態となり，壊死を起こすと考えられてきたが，実際は，皮膚表面に垂直にかかる圧力だけでなく，皮膚に不均衡な圧力が加わることで出現する皮膚内部での応力（ズレの力）が，褥瘡の発生と難治化に大きく関与している．特に高齢者は若年者に比べ応力に弱いとされており，日常の動作やケア

において，ズレの力がないかを確認し，褥瘡を予防することが重要である．

また，予防の次に重要なのは，早期発見である．家族も含めた在宅ケアチームによる日常のケアの中で，リスクファクターのある在宅患者に対して，皮膚の観察を十分に行い，消えない発赤，皮下出血，水疱，びらんなど，褥瘡の徴候を早期に拾い上げることが重要である．

## 2 創傷管理

創傷は自ら治癒していくものであり，治療阻害要因を除去し，環境を整備していくことが重要であるという創面環境調整 wound bed preparation（WBP）の考え方が基本となっている．

### A. 急性期の褥瘡管理

褥瘡発症後1～3週間の局所病態が不安定な時期を急性期褥瘡という．急性期に創面の深さを断定することはできない．急性期に大切なのは日々変化する創を注意深く観察することである．

具体的には，抗菌作用のある外用薬を用いたり，創面の観察可能な透明なドレッシング材を用いて毎日観察する．

暗紫色の皮膚の変化を認めたら，deep tissue injury（DTI）を疑う．DTIは骨と皮膚の間に存在する筋肉と脂肪組織を中心とした軟部組織が圧力や剪断力で障害されて発生すると理解されている．DTIは暗紫色の皮膚の変化や血疱で発見される．DTIは，初期には浅い褥瘡に見えるが，実際は深部組織が損傷されており，やがて深い褥瘡になっていく．DTIの好発部位は，踵，仙骨，臀部と言われているが，DTIを疑う変化を認めたら，皮膚の観察を怠らないようにする．DTIの診断のために，超音波検査（10MHzのプローベを使用）を行ってもよい．中心が壊死し，皮膚が黒色に変化してきたら，深い褥瘡に準じて治療を進めていく．

### B. 慢性期の褥瘡管理

#### （1）DESIGNによる定期的評価

a）DESIGNとは

褥瘡が慢性期に入ると，定期的に褥瘡状態評価スケールを用いて，評価を行

う．DESIGN は日本褥瘡学会が 2002 年に公表した褥瘡状態判定スケール[2]である．

DESIGN では褥瘡の状態を，深さ（Depth），浸出液（Exudate），大きさ（Size），炎症／感染（Inflammation/Infection），肉芽組織（Granulation tissue），壊死組織（Necrotic tissue），ポケット（Pocket）の 7 項目で評価する（ポケットが存在する時は末尾に P をつける）．

DESIGN は重症度分類用と経過評価用の 2 つに分かれている．重症度分類用 6 項目は，軽度はアルファベットの小文字（d, e, s, i, g, n），重度はアルファベットの大文字（D, E, S, I, G, N）で表す．経過評価用の DESIGN を用いることで，個々の褥瘡が改善したかどうかをその点数（0 ～ 28 点）で評価することができる．

DESIGN は通常 1 ～ 2 週ごとに評価するとされているが，在宅では感染のリスクの高い時期には細かく観察するなど，観察期間は状況に応じて設定する．評価者によって差が出ないように，チーム内で評価方法のトレーニングをしておく．

褥瘡の経過評価用の DESIGN はその後改訂されて，2008 年に DESIGN-R が発表された．DESIGN-R[3] では，一人の患者の経過をみるだけでなく，患者の重症度を客観的に評価できるようになり，治癒までの期間の予測にも用いられるようになった．

**b）深さについての評価**

褥瘡が慢性期に入ると，まず深さについてのアセスメントを行う．

褥瘡の深度については，歴史的にさまざまな分類が用いられてきた．現在，国際的には米国褥瘡諮問委員会 National Pressure Ulcer Advisory Panel（NPUAP）のステージ分類が使用されることが多いが，本章では DESIGN 分類に基づき，d0 から D5 までの 6 段階で表す．

DESIGN では，d0 を「皮膚損傷・発赤なし」，浅い褥瘡を小文字で表し，d1 を「持続する発赤」とし，d2 を「真皮までの損傷」としている．深い褥瘡を大文字で表し，D3 を「皮下組織までの損傷」，D4 を「皮下組織を越える損傷」，D5 を「関節腔・体腔に至る損傷」としている（2008 年の DESIGN-R では，この 6 つに加え，「深さ判定が不能な場合」を U として表すことにしている）．

d1 の褥瘡は，30 分間除圧をしても消失しない不可逆な発赤である．d1 では，皮膚の構造は保たれているが，皮下組織ではすでに壊死が始まっており，さら

なる圧迫や摩擦やズレの力によって皮膚に損傷が加わるとd2となる．d1の褥瘡は十分な除圧を行い，ポリウレタンフィルムで皮膚をズレや摩擦などから守ることにより，1～2週間で治癒することが多い．

　d2の褥瘡は，水疱やびらん，浅い潰瘍など表皮および真皮に及ぶ傷害で，感覚障害がなければ接触すると痛みを伴う．露出した真皮細胞は，乾燥に弱く，乾燥によって傷はさらに深くなるので，傷を乾燥から防ぐことが重要である．d2の褥瘡でも，壊死組織がある場合は，正常の皮膚の再生・治癒を妨げるので，デブリードマンを行うが，その量は少ないため，多くは被覆するだけで，比較的短期間で治癒に導くことができる．

　褥瘡の深さが重要なのは，褥瘡の治癒機転が浅い褥瘡（d2まで）と深い褥瘡（D3以上）では異なっているからである．d2の褥瘡の皮膚の再生は，露出している真皮から直接行われる．毛穴が残っていれば，毛根の幹細胞からの皮膚組織の再生が起こり，最終的には皮膚の構造は元通りに再生し，瘢痕を残さず治癒する．そのため，治癒までの期間は短く（通常，湿潤環境を保つと1～3週間で皮膚や皮膚付属器が再生する），d2の褥瘡の多くは約1か月で治癒に導くことができる．

　深い褥瘡は，傷害が皮下組織に及ぶD3と，骨や筋・筋膜に達するD4に分けられる．深い褥瘡では，皮膚および皮下組織が壊死を起こし，表面に硬い黒色痂皮を形成することが多い．これは乾燥壊死escharと呼ばれ，水分の少ない壊死組織である．一方，水分含有量の多い黄色の壊死組織は融解壊死sloughと言われる．壊死組織は細菌感染の温床となりやすく，創傷の治癒過程を阻害する．壊死組織の除去は，生体反応だけでは困難で，デブリードマンが必要となる．

　深い褥瘡では創内に良性の肉芽が出現し，創を収縮させていくことによって治癒していく．おおよそ，褥瘡の大きさの4分の3が肉芽による創の収縮によって，残り4分の1が上皮形成によって治癒に至る．D3の褥瘡は通常適切な治療で，6～7割を治癒に導くことができるが，治癒期間は3か月程度を要する．D4の褥瘡は，通常適切な治療を行っても治癒に導くことができるのは半分以下で，期間としても9か月から1年を要する．深い褥瘡では，付属器も含めて，皮膚の全層が傷害されているため，創部の皮膚を元通りに再生することはできず，メラノサイトが脱失するため，白色瘢痕として治癒する．

　白色瘢痕では通常の皮膚の構造が損なわれており，外部の刺激や圧力に対し

て脆弱な状態であり，褥瘡は容易に再発するので注意が必要である．

　関節腔や体腔に及ぶ最も深い褥瘡は D5 に分類される．D5 の褥瘡は通常保存的治療では治癒せず，手術の適応となる．褥瘡が骨まで達し，骨髄炎の併発が疑われる場合は MRI で骨髄炎の有無を確認し，全身的な抗菌薬の投与を行う．

　がんや非がん疾患の終末期の方など全身状態不良の患者に発生した深い褥瘡は治癒しないこともあり，増悪の防止，疼痛のケアなど現実的な目標設定が必要である．

### c）ポケットへの対応

　深い褥瘡では，ポケットが形成されやすい．ポケットは，初期型と遅延型の 2 つのタイプがあるが，初期型は，壊死組織が融解してできたもので，遅延型は創部に応力が加わったために起こる．特に，不適切な座位（半座位）や介護時に発生するズレの力（応力）によって引き起こされるポケットは，仙骨部や臀部の褥瘡の頭側や側方に発生することが多い．日常生活でズレの力の排除を徹底することが重要である．内部まで深く消毒したり，薬剤やガーゼを充填すると，ポケットの安静が侵てず，接着しかけたポケット内の組織をはがし，治癒を遅らせる．ポケットは極力安静を保ち，感染を防ぐために洗浄を行い，接着するのを待つ．トラフェルミン（フィブラスト®スプレー）をポケット内に使用してもよい．これらの保存的治療で改善しない場合は，局所陰圧閉鎖療法やポケットの切開を検討する．

## （2）TIME コンセプト

　TIME コンセプト[4]とは，創面の環境を整え，創傷治癒機転を正常に働かせるためには，①壊死組織・活性のない組織（Tissue non-viable or deficient），②感染または炎症（Infection or inflammation），③湿潤の不均衡（Moisture imbalance），④辺縁の表皮進展不良あるいは表皮の巻き込み（Edge of wound non advancing or undermined epidermal margin）をコントロールしていくことが重要であるという考え方である．

### a）壊死組織

　浅い褥瘡の場合は，壊死組織はわずかであり，適切な湿潤環境を提供することで比較的速やかに治癒に導くことが可能であるが，深い褥瘡では，壊死組織を放置すると，褥瘡の治癒が遷延し，皮下膿瘍や蜂窩織炎を発症する．逆に早期の壊死組織の除去は褥瘡の治療期間の短縮につながる．

　創部が壊死に陥った直後は，正常組織と壊死組織の境界が明瞭ではなく，ま

た，壊死組織切除時に痛みを伴う．感染がなければ1〜2週間後に外科的デブリードマンを行うとよい．この時期は頻繁に往診し，創がきれいになるまで，外科的デブリードマンを繰り返す．在宅にて外科的デブリードマンを行う場合，事前に縫合セットを用意しておくが，事前の準備がない場合でも鑷子と18Gのピンク針を用いて壊死組織を除去できる．黒色の硬い乾燥壊死の場合，壊死組織に18G針で表面に割れ目をつけて，蛋白分解酵素剤（ブロメライン軟膏など）を用いて乾燥壊死を溶解させるとよい．

また，外科的切除を行った後も，壊死組織が多く残存する場合は，蛋白分解酵素剤で薬剤的デブリードマンを行う．外科的に切開した後は，薬剤が浸透しやすく，薬剤の効果が現れやすい．感染が疑われる場合は，カデキソマー・ヨウ素（カデックス®，カデックス®軟膏など），スルファジアジン銀（ゲーベン®クリーム）などを用いる．これらの薬剤も壊死組織の融解を促す作用がある．

### b）感染・炎症

創に感染があるかないかではなく，局所の細菌の量によって，汚染contamination, 生着colonization, 感染infectionという連続した状態ととらえ，増加した菌の創部への負担と生体側の抵抗力のバランスによって感染が生じるbacterial balance[5]という考え方が主流となった．したがって，局所の創処置は，通常，感染を起こす臨界的定着critical colonization以下に，菌量を減らすことが重要であり，多くの場合洗浄で十分であると考えられるようになった．

創感染の有無は，主に臨床所見で判断する．具体的には，発熱などの全身症状が見られた場合や，局所の「発赤」「熱感」「腫脹」「疼痛」「排膿」など局所の炎症所見や脆弱な不良肉芽，過剰肉芽，浸出液の増加，膿苔の出現などの徴候が見られた場合に，臨床的に感染があると判断する．局所の微生物学検査や局所の検体検査で，在宅にて実施できる有用な補助診断はない．

感染は，黄色の壊死組織（融解壊死）のある褥瘡に合併しやすいため，感染の予防としては，まずは感染の温床となる壊死組織を早期に除去することが重要である．創感染に対しては，①外科的に切開，排膿（ドレナージ）を行うこと，②十分に洗浄し，局所の菌量を減らすこと，③感染を制御する外用剤を用いること，④必要に応じて全身的な抗菌薬を投与することが基本である．

感染のないきれいな創に対しては，消毒は無意味であるばかりか，有害であろうという点は一致しているが，感染した創に対しての消毒薬使用の是非については意見の一致をみていない．最近の傾向としては，従来の消毒有害論，不

要論一辺倒から，感染を伴う創に対しては，銀やヨウ素の使用を裏付けるエビデンスが増加している．

　壊死組織内の菌量は表面を消毒するだけでは，すぐに失活してしまうため，持続的効果を有する外用剤が用いられる．壊死組織のデブリードマンを行った上で，カデキソマー・ヨウ素，スルファジアジン銀，ポビドンヨード・シュガー（ユーパスタ®）など，感染を制御するための外用剤を用いる．

　これらの外用剤は，組織へヨードや銀が持続的に作用し続けることによって，バイオフィルム形成を抑制し，抗菌作用を発揮する．浸出液が多い場合は，ユーパスタ®やカデックス®，中等度ではカデックス®軟膏，少ない場合はゲーベン®クリームを用いる．局所の疼痛がある場合は，ゲーベン®クリームがよい．

　良性の肉芽主体の褥瘡は感染に強く，消毒は不要であり，創と創周囲を生理食塩水あるいは水道水によって洗浄し，局所の細菌数をコントロールすることで十分である．生理食塩水を人肌程度に温め，はさみで小さい孔をあけて洗浄しているが，水道水を市販のドレッシングポットやキャップに穴のあけたペットボトルに入れて洗浄してもよい．壊死組織がある場合は十分な圧をかけて洗浄する．ポケットのある場合は，ポケット内の壊死組織や残留物を除去するために同様に十分な圧をかけて洗浄する．良性の肉芽では，創の内部は擦らず，創中心は弱い水圧で洗い流し，創周囲の皮膚をグローブをつけた手で愛護的にこすり，創周囲の皮膚の細菌数を減らす．

　慢性期の褥瘡においては，創を湿潤環境に（適度な水分量を）保つことによって創傷治癒が促進されること moist wound healing は今や常識となった．

　しかし，一方で過剰な浸出液が創内に貯留することは，感染のリスクを高める．また，過剰な水分は創周囲の皮膚や創縁の浸軟 maceration を引き起こし，創傷の治癒を遅らせたり，褥瘡の悪化をもたらす．体内の水分量と同等の適正な創面の水分量の維持が重要である．

　臨床的に1日2回以上のガーゼ交換，あるいは吸収性ドレッシング材を用いても毎日包交を要する場合を浸出液過多と判断する．浸出液過多がある場合，全身の浮腫や局所の感染・炎症が原因となっている場合が多いため，まずこれらの基礎疾患や合併症に対しての対策を行うことが肝要である．加えて，水分量をコントロールするために，軟膏（特に基剤）の特性や創傷被覆材の特性を十分熟知し，これらを使い分けることが重要である．

　軟膏の浸出液の吸収性については，外用薬のヨードや銀といった薬効成分で

はなく，基剤の種類による．水分を吸収させたい場合はマクロゴール基剤（ユーパスタ®，カデックス®軟膏）の外用薬を用いる．逆に水分を供給したい場合は乳剤性基材（ゲーベン®クリーム）などの外用薬を用いる．

　感染のない創では，浸出液の量に応じたドレッシング材の使い分けが重要である．浸出液が多い場合は，ポリウレタンフォーム（ハイドロサイト®など）やハイドロファイバー（アクアセル®），アルギン酸（ソーブサン®，カルトスタット®など）を用いる．痛みのある場合はポリウレタンフォームを，デブリードマン後の出血を伴う場合はアルギン酸を用いるとよい．浸出液の少ない創や浅い創では，ハイドロコロイド（デュオアクティブ®，アブソキュア®）が主に用いられる．

#### c）病的創縁

　褥瘡の治癒過程において，創の辺縁に段差があったり，中に捲れこんでいたりする場合，表皮角化細胞や線維芽細胞などの遊走が阻害され，肉芽形成や上皮化が進まず，創の辺縁が縮まらない状況が見られることがある．これを病的創縁と呼ぶが，その原因は創縁細胞の老化だと考えられている．

　例えば，創縁の上皮細胞が創底に密着して皮下ポケットを形成すると，上皮の進展がポケットの裏側に進み，創の閉鎖が停滞する．このような場合は，外科的デブリードマンにより，新たな創縁を形成し，治癒機転を再度促進することが重要である．

## 3　全身管理

### A．体圧分散寝具の使用

　サポート・サーフェスの考え方に則って，体を生理的に突出した点で支えるのではなく，局所（点）にかかる圧を「沈める」「包む」「経時的な接触部分の変化」という3つの機能によって低くし，接触面全体に分配するものが体圧分散寝具である．

　「褥瘡予防・管理ガイドライン」（2012年）においては，褥瘡発生率を低下させるために体圧分散マットレスを使用することは推奨度Aとして，強く勧められている．特に骨突出のある体圧分散寝具として二層式エアマットレスの使用が推奨される（**表2-2**）．

表 2-2　危険要因別マットレス選択基準

| 患者ランク付 | OH スケール | 適応マットレス | マットレス例 |
| --- | --- | --- | --- |
| 軽度保有者 | 1～3点 | 低・中機能 | フィール（13 cm） |
| | | 静止型マットレス | アイリス（7.5 cm） |
| 中等度保有者 | 4～6点 | 高機能マットレス | ユーロフレックス（13 cm）<br>サーモコントア（11.5 cm）<br>トライセル<br>プライム，<br>アルファプラ |
| 高度保有者 | 7～10点 | コンピューター圧切り替え型マットレス | ビックセル EX<br>アドバン |

（文献 6）より著者改変）

　OH スケールで中等度以上の危険がある場合や，すでに褥瘡がある患者には高機能タイプのエアマットレスを導入する[6]．

　高機能タイプのエアマットレスとは，厚さが 15 cm 以上あり，仰臥位 30 度，側臥位 30 度としても体圧が 20 mmHg 以下になるものである．また，コンピューター圧切り替え型マットレスとは，圧力センサーを使用した電子制御により，マットレス内の空気圧を適切に保つエアマットレスであり，最近では高機能マットレスの主流となっている．

## B．ポジショニング

　体圧分散寝具を用いていても，自分で体位交換ができない場合，クッションなどを用いて適切なポジショニングを取る．

　関節拘縮があると褥瘡が発生しやすくなる．特に，膝関節の屈曲拘縮や股関節の屈曲拘縮や外旋障害は，臀部の局所にかかる体圧を高め，体位交換やポジショニングを困難にする．全体を面で支えるような適切なポジショニングを患者の状態ごとに検討する．

　褥瘡予防のためには，拘縮予防のため，関節可動域訓練などのリハビリテーションを行うことも重要である．

　体位交換時は体重を大腿部全体で支えられるように，30 度までの側臥位を基本とする．90 度側臥位は大転子部に仰臥位時の 1.5 倍の圧がかかり，かえって大転子部の褥瘡が発生しやすくなる．30 度側臥位は体位がくずれやすいので，ウレタンフォームパッドなどを補助パッドとして用いて体位を調整する．

在宅では頻繁な体位交換が困難なケースも多いが，このような場合は自動寝返り機能付きのマットレスが有用である．

応力（ズレの力）の排除も重要である．特に褥瘡のポケットの多くは応力によって起こっており，介護時や動作時に応力の発生について，詳しくアセスメントを行い，対策を講じなければならない．仙骨部に褥瘡がある場合，ヘッドアップを30度以下にすること（30度ルール）は避け，座位をとる時は90度で座らせるようにする（90度ルール）．

ギャッチベッドで上体を挙上させると，マットレスと患者の体の間にズレの力が発生し，褥瘡の悪化やポケット形成の要因となる．まず患者の上体を起こしてからヘッドをアップするのが基本である．ヘッドアップで患者の上体を起こさざるをえない場合は，①ズレの力を吸収する2層構造マットレスを用いること，②ヘッドアップする前にベッドが折れ曲がる部位と患者の大転子が一致するように位置を合わせること，③ベッドの下肢側を挙上し，下肢に角度をつけて体がずれないようにしてから，上体をヘッドアップするなどの介護の方法についての指導が必要である．ヘッドアップした後も，平坦に戻した後のどちらの場合も，患者の背部にズレの力が残留しており，看護でいう「背抜き」をしてズレの力を取り除くことが必要である．その他，体位交換や移動時に引きずらないこと，シーツのしわや凹凸をなくすことなどの介護方法についても指導する．

### C. 清潔保持とスキンケア

入浴は，①創やその周囲の洗浄化，②肉芽形成促進，③血流改善と生体の代謝促進が期待でき，褥瘡の有効な治療手技の1つである．壊死組織がある場合でも，状況が許せば，直接清潔なお湯にて温浴させることが望ましい．

褥瘡患者の89％に便尿汚染を認める．尿便失禁によって，陰部や臀部の皮膚が浸軟すると褥瘡が発生しやすくなり，感染の原因となる．

入浴や陰部洗浄などの清潔保持を行うこと，パッドやオムツの使用により汚染を最小限にすること，ワセリンなどを用いてスキンケアを行うこと，褥瘡部は被覆することで汚染から守ることが必要である．尿汚染が原因で褥瘡に感染を起こした場合など，一時的に膀胱留置カテーテルを使用する場合もある．水様便による創汚染に対しては，便失禁用閉鎖型ドレナージシステムを用いることもあるが，直腸粘膜損傷も起こるため長期使用には適さない．

## D. 尾骨部の褥瘡とシーティング

　不適切な座位姿勢によって，尾骨部や坐骨部の浅い褥瘡が繰り返し発生することがある．在宅患者の多くは，筋力が著明に低下しているため，いわゆる"仙骨座り"など不適切な座り方となり，尾骨部への応力によって同部に褥瘡が発生することが多い．

　尾骨部の褥瘡の危険因子として，姿勢保持障害，皮膚の脆弱性，皮膚表面摩擦係数の上昇，過去の褥瘡の4項目が抽出されている．

　シーティングとは，「長時間座位を続ける方の心身機能や生活状況を考慮し，良好な座位姿勢が確保できるように，車椅子や椅子などを調整すること」である．筋力が低下し，姿勢保持の困難な在宅患者の尾骨部の褥瘡予防には適切なシーティングが重要である．

　座位時に90度にしっかり座り，やや前かがみとなり，大腿後面全体に圧が分散している状態であれば，尾骨部にズレの力は発生しない．ある程度姿勢保持ができる患者では深く坐り，背部にクッションをかませるだけで褥瘡の発生を予防できる．

　麻痺や全身の筋力低下によって姿勢保持が困難な患者は，座位訓練を行い，姿勢保持筋を鍛えたり，モジュールタイプの車いすやクッションなどを用いて，適切な座位姿勢を保持する．また，浸軟による皮膚の脆弱性を防止し，尾骨部のズレ力軽減のためにベビーパウダーの使用[7]を試みてもよい．

## E. 栄　養

　不十分な栄養は，全身状態を悪化させ，軟部組織の圧力，摩擦やズレに対する耐久性を低下させる．血清アルブミン値が3.0 g以下，ヘモグロビン値が11.0 g/dL以下では褥瘡が発生しやすいと言われている．1か月で5%以上の体重減少，血清アルブミン3.5 g/dL以下，BMI19.8以下，Hb11.0 g/dLなど蛋白質・エネルギー低栄養状態（PEM）が疑われた場合，褥瘡予防のために，積極的な栄養管理を行う．褥瘡予防のための栄養の推奨量は，エネルギーは30〜35 kcal/kg，蛋白質は1.0〜1.5 g/kcalである．

　褥瘡の治癒には十分なカロリーや蛋白質とともに，さまざまな栄養素が必要になる．褥瘡の治癒促進のためには，基礎エネルギー消費量の1.5倍のカロリーが推奨されている．

カロリーや蛋白質以外で,褥瘡の栄養管理で重要なのは,亜鉛やアルギニン,ビタミンA,C,Eなどである[8].中でも,亜鉛とビタミンCはコラーゲンの生成に欠かせないと言われている.

## 4 下肢慢性創傷

在宅において,下肢の慢性創傷に遭遇する機会が増加している.下肢の慢性創傷の原因としては,①下腿に発生する静脈性潰瘍,②重症下肢虚血 critical limb ischemia(CLI)に伴う壊疽,③糖尿病に伴う神経障害性潰瘍 diabetic foot ulcer(DFU)があるが,下肢慢性創傷の場合,血流の評価なしに治療方針を確定することはできない.

### A. 重症下肢虚血と壊疽

最近,CLIに伴う壊疽が増加している.

足背動脈,後脛骨動脈の両方が正常に触知されなければCLIが疑われる.そのような患者に,心臓から遠位にある足趾,踵などの末梢部から始まり,創の辺縁が明瞭で,周辺の皮膚に色素沈着を認めない場合,動脈性下肢潰瘍が疑われる.

CLIの1年後の下肢生存率は45%であり,25%が死亡,30%が切断にいたるという malignant な疾患[9]であり,同時に高血圧や糖尿病の合併や冠動脈疾患や頸動脈,腎動脈疾患のリスクも高く,全身管理が重要である.

血流障害が疑われる場合は,専門外来で皮膚灌流圧 skin perfusion pressure(SPP)を測定することが治療方針を決定する上で重要であるが,通常は専門外来でなければ実施困難である.在宅では,ドプラー聴診器を用い ankle-brachial pressure index(ABI)を計算したり,脈管が観察可能なエコーを用いるなど,ある程度の血流評価は可能かもしれない.

CLIに伴う褥瘡や壊疽では創治療とともに血流障害に対する治療が重要である.軽度血流障害(SPP>40 mmHg)では注射用プロスタグランジン製剤の投与などで保存的に治療する.血流障害の著しい場合(SPP≦40 mmHg)は,壊死組織のデブリードマンを行うと壊疽が急速に広がるので安易に行ってはならない.患者の全身状態などに応じて血行再建や切断を行うなどの治療方針を決定する.また,血行再建や切断ができないほど全身状態が不良な例あるいはターミナル期ではイソジン®シュガーによるミイラ化作戦を行う.動脈性下肢

潰瘍は強い痛みを伴うことが多く，オピオイド鎮痛薬等を用い，痛みを十分コントロールする．足趾の壊疽では，骨髄炎を合併しやすく，注意が必要である．

## B. 静脈性下肢潰瘍

何らかの原因で静脈還流機能が失われ，下肢に静脈血がうっ滞すると，皮膚炎・硬化性脂肪織炎，下腿潰瘍が発生する．下腿潰瘍の原因の80％は静脈うっ滞性だと言われており，下腿潰瘍をみたらまずは静脈うっ滞性潰瘍を考えて，下腿静脈の血流検査を進めていく．

静脈性下肢潰瘍は，下腿3分の1（内側＞外側）に発生し，辺縁は不整形で，浸出液が多く，深さは皮下組織までの場合が多い．周辺の皮膚は，下腿浮腫，色素沈着（赤血球の血管外漏出によるヘモジデリン沈着）を伴い，しばしば紅斑や落屑，掻痒を伴ううっ滞性皮膚炎を認める．

静脈うっ滞の原因となるのは，多くは静脈の弁不全であるが，深部静脈血栓症や肥満などによる物理的な還流障害などがある．

静脈性下肢潰瘍は難治性であり，創の処置だけでは改善しにくく，動脈の血流障害がないかぎり，弾性包帯や弾性ストッキングなどを用いた圧迫療法を行う．また，下肢を長時間下げるライフスタイルの見直しなどを同時に進めていくことも重要である．

### 文　献

1) 大浦武彦 他：日本人の褥瘡危険要因［OHスケール］による褥瘡予防．日総研，2005.
2) 森口隆彦，宮地良樹，真田弘美他：「DESIGN」褥瘡の新しい重症度分類と経過評価のツール．日本褥瘡学会誌．2002；4（1）：1-7.
3) 日本褥瘡学会：DESIGN-R® 褥瘡経過評価表2008年．日本褥瘡学会ホームページ．http://www.jspu.org/jpn/info/design.html（2015.10.30 アクセス）
4) Schultz GS, Sibbald RG, Falanga V, et al.：Wound bed preparation：a systematic approach to wound management. Wound Repair Regen. 2003：11Suppl1：S1-28.
5) 市岡滋：創傷に消毒剤を使うか？使うべきでないか？．間違いだらけの褥瘡・フットケア（宮地良樹編）．p.71-81，中山書店，2014.
6) OHスコア別マットレスの選択．堀田予防医学研究所HPより．http://hotta-yobo.com/zyokusou_03.html（2015.10.30 アクセス）
7) 松尾淳子，小浦場祥夫：ベビーパウダー散布によるずれ力低減効果の検討—下腿部における実験的な研究—．日本褥瘡学会誌．2007；9（4）：501-507.
8) 美濃良夫：褥瘡に関する栄養管理．日本在宅医学会雑誌．2003；3（2）：13-18.
9) TASC Ⅱ Working Group：下肢閉塞性動脈硬化症の診断・治療指針Ⅱ（2007）．日本脈管学会編，メディカルトリビューン，2007.

【平原佐斗司】

# 第3章

# 褥瘡を予防する

## 1　ポジショニング

　臥位姿勢での褥瘡を予防するためには，同一体位の圧迫による軟部組織の血流の低下から起こる組織の阻血性障害を防ぐ必要がある．そのために実施されるのが体位交換である．しかし，血流を改善させるために，単に圧のかかっている場所を変えるために姿勢を変えるという発想の体位交換ではなく，体を安定させてより快適な姿勢を保持させる「ポジショニング」を行うという考え方で対処したい．つまり，局所圧を減少させ安楽な臥位をとるためには，体のねじれやゆがみをとり，できるだけ広い面積で体を支える，「体圧を分散させる」ことが必要となる．これにより局所圧が減少するだけでなく，リラックスした姿勢が確保できるため筋の緊張も緩み拘縮の予防も可能となる．筋の緊張が緩んだ安楽なリラックスできる姿勢は，呼吸や循環・食事や排泄にもより良い影響を及ぼす．褥瘡予防を考える上で，単に圧効果だけでなく，全身状態の管理のためにポジショニングを考えてみたい．

　ポジショニングを実施する時には，まず関節の柔軟性や，肩甲帯や骨盤のねじれ・ゆがみ，そして，どこに圧がかかっているかを確認して，クッションを敷きこむ．人の体には凹凸があり，この凸の部分に圧が集中することで褥瘡が発生することは言うまでもない．つまり，凹の部分にクッションを入れ，できるだけ平らにすることで体圧を分散させる．褥瘡予防において体圧分散寝具と呼ばれるマットレスを使用することは必須であるが，どんなに高機能のマットレスを選択しても，拘縮が重度な場合などは，体の下は隙間だらけとなり，局所圧は思うように減少しないケースがある．このような場合，マットレスだけに頼るのではなく，ポジショニングを行う必要がある．**図3-1**で姿勢を比較した．クッションを使用してもほとんど局所圧が減少していない姿勢と，ねじれが改

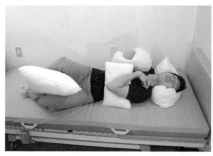 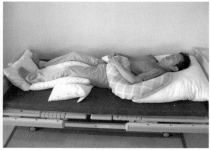

図 3-1. 局所圧が改善されない姿勢（左）と，よりよいポジショニングを実施した姿勢（右）

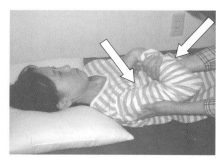 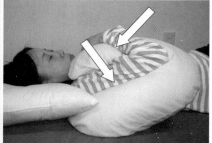

図 3-2. クッションの使用方法の考え方

善するように，そして，マットレスと体の隙間をなくすようにクッションを使用して体圧分散した姿勢である．クッションを使用する場所を決める際は，**図3-2** のように，どちらに重力がかかっているかを考える．その場所にクッションを使用すれば，その部位の重みはクッションにかかるために圧は分散される．さらに，敷きこんだ後に，体重がかかっている場所に手を差し込み圧を抜くことで，局所圧は，より全体に分散される．

　臥位だけでなく，ヘッドアップも同様にポジショニングが必要となる．ヘッドアップはベッドの背もたれがあり，安楽な姿勢と思われがちだが，実は体を支える部分は非常に少なく，つらい姿勢であり，**図 3-3** のような崩れた姿勢をよく見かける．このヘッドアップでのズレで褥瘡を発生させていることも少なくない．体全体のズレを防ぐためには腰がずれないようにベッドの下肢部分をアップするか，クッションで下肢を若干屈曲位にし，上体をアップしていく．アップした後，**図 3-4** のように，上肢の支えを作ることや，また傾きやすい場

1 ポジショニング

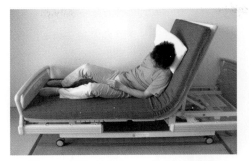

図3-3. 崩れやすいヘッドアップ姿勢

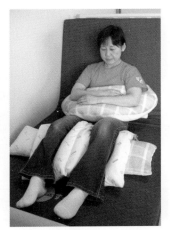

図3-4. ポジショニングされた
ヘッドアップ姿勢

合は，傾く側の肩や体幹の下にクッションを使用することで圧が分散され安定する．栄養の注入など長時間保持する場合は必ずポジショニングを実施することを勧めたい．

　ポジショニングは効果も大きい半面，クッションの選び方や使用する場所を間違うと，局所圧が高くなり，褥瘡やねじれ・拘縮も悪化する場合がある．また，動きのある人に，広い面積で大きく受けて支持をしすぎることで，動けない環境を作り徐々に動きを奪ってしまうことも少なくない．自力で動き，圧のかかる場所を変えることができるのが一番の褥瘡予防につながるため，動きを助けるポジショニングを考える必要もある．これは臥位でも座位でもヘッドアップ姿勢でも考え方は同じである．

　褥瘡はトータルなケアが重要であり，圧とズレの除去，皮膚の清潔，排泄，栄養などさまざまな問題がある．すべてを考えてケアを組み立てることが必要である．特に在宅においては，頻回な体位交換は困難であり，介護力を考慮しながらマットレス選びと合わせ，ポジショニングは検討したい．そして，せっかく，ポジショニングでリラックスした体に不用意な刺激を与え，筋緊張を亢進させ拘縮を悪化させるような力任せの乱暴な動作介助は避けたい．

　褥瘡予防の姿勢管理を考える際，単に2時間おきに向きを変えるという発想ではなく，24時間の生活を考えて，それぞれの時間に，どのような姿勢をと

るのが有効かを総合的にみて考えることが必要である．よりよいポジショニングは，局所圧を減少させるだけでなく，循環を改善し，筋の緊張を和らげることから拘縮を防ぎ，肺の拡張を促し，それにより呼吸状態をよくし，気道の分泌物も排出しやすくなる．単に圧分散だけではなく，よりよい体の状態を守るところから褥瘡予防を考えるためにも，ポジショニングは導入したいケアの1つである．

【下元佳子】

## 2 体圧分散寝具の選択

　褥瘡を予防するためには，外力（圧迫やズレの力）の大きさを減少させること，外力の持続時間を短縮することが原則である．褥瘡の予防や治療における体圧分散寝具の重要性は明らかになっており，エアマットレスやウレタンフォームマットレスが使用されている．

　褥瘡ケアは，局所治療・ケアに目が向きがちであるが，褥瘡予防・治癒促進・再発予防すべての時期において，外力の除去が重要である．

### A. 体圧分散マットレス

　褥瘡予防・改善を目的とした福祉用具の中に，体圧分散マットレスがある．体圧分散マットレスは，皮膚または組織への外力を管理するための圧再分配，寝床内環境，その他の機能が，特別に設計されたマットレスである．

　圧再分配は，身体と体圧分散マットレスとの接触領域に加わる圧を「沈める」「包む」「経時的な接触部分の変化」（**図 3-5**）という3つの機能によって分配し，1点に加わる圧を低くすることである．

　体圧分散マットレスは，身体と寝具との接触面積を拡大することで得られる圧再分配を活用して，骨突出部の圧力低減を図ることや，外力が加わる場所を定期的に変えることで，同一部位への継続的な圧迫を低減することができる．

### B. 体圧分散マットレスの選択

　在宅療養者の身体的特徴は，基礎疾患や，筋力低下などによる活動性の低下，可動性の低下，皮膚のたるみ，それに伴う病的骨突出などであり，さらに円背

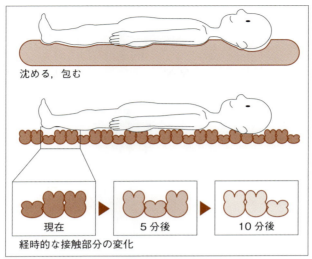

図 3-5. 圧再分配
(株式会社ケープ資料より作成)

や関節拘縮をきたしている場合もある．そのため，自力体位交換能力や活動性，骨突出の程度などを考慮した，体圧管理機能に優れた体圧分散マットレスを選択する．

　在宅において体圧分散マットレスは，寝たきり療養者の場合，食事・排泄・清潔ケアなどのすべてを行う，「生活スペース」でもある．寝心地の良さや，介護者のケアのしやすさにも考慮が必要である．また，離床可能な療養者の場合，ADL 低下予防を目的とした，寝返りのしやすさ・端座位のしやすさ・離床のしやすさなど，個々の活動性・可動性に応じた選定が望まれる．

　体圧分散マットレスは，多種多様な製品と特徴があり，どれでも効果は同じではなく，選択・管理方法が不適切であると，褥瘡の発生や悪化を招く場合がある．療養者や介護者の状態や生活に適した体圧分散マットレスの選択は，療養者の安全安楽な生活と QOL の向上につながるものと考える．

　体圧分散マットレスの選択基準を図 3-6 に示した．自力体位交換能力がある場合は，能力維持のため床面に安定感があるウレタンフォームマットレスなどを選択する．骨突出がある場合は，骨突出部に適した圧分散と受圧面積の得られる低圧保持エアマットレスを選択する．安楽な呼吸，食事，リハビリテーションなどで頭側挙上 45 度以上にする場合は，2 層式エアマットレスを選択する．

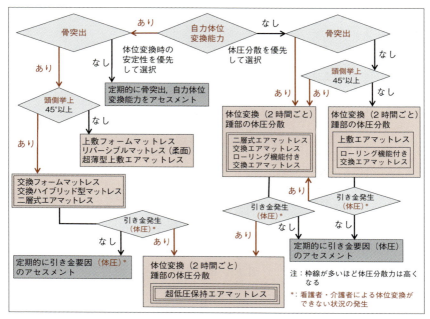

図 3-6. 体圧分散寝具の選択基準
(日本褥瘡学会編：在宅褥瘡予防・治療ガイドブック第3版，p.58，照林社，2015より)

体圧分散マットレスは，単独または複数の機能の組み合わせから，圧再分配の特性を発揮している(表3-1)．ここでは，ウレタンフォームマットレスとエアマットレスについて，その特徴について整理する．

### (1) ウレタンフォームマットレスの特徴

ウレタンフォームマットレスは，ポリウレタン樹脂を発泡させた軟質ウレタンフォームでできており，身体を動かすために適した弾性や，姿勢を保持するための安定性に優れている．圧再分配性能は，エアマットレスほど優れてはいないが，厚みや柔らかさ，反発力の異なる素材を組み合わせることで，圧再分配を得ることができる．

適度な体圧分散性能と動きやすさという特徴から，自力体位交換可能な，日常生活自立度ランクA・Bの療養者に適している．一方，エアマットレスのような圧再分配機能が得にくいため，可動性が低下している，日常生活自立度ランクB・Cの療養者には注意が必要である．

## 2 体圧分散寝具の選択

表 3-1. 体圧分散マットレスの分類

| 分類 | | 定義/特徴 |
|---|---|---|
| 分類 | 上敷マットレス | 標準マットレス（圧再分配機能なし）の上に重ねて使用するマットレス |
| | 交換マットレス | ベッドフレームの上に直接置くようにデザインされたマットレス |
| | リバーシブルマットレス | 患者の褥瘡発生リスク状態に応じて両面を使い分けできる |
| 素材 | エア | 空気で構成されているもの |
| | ウレタンフォーム | ポリウレタンに発泡剤を入れてつくられたもの<br>弾性（復元力）の異なるフォームを重ねたものもある |
| | ゲル | 液体のような凝集状態でありながら、弾性の特性を持っているもの |
| | ハイブリッド | 複数の素材で構成されている |
| 機能 | 空気流動 | 電源を入れるとマットレス内に空気が流れ、それにより中のビーズが流動し、沈めると包む機能発揮するもの |
| | 圧切替 | 加圧と減圧が周期的に起こり（例：エアセルの膨張と収縮）、圧再分配を行うもの |
| | 自動体位変換 | 患者を側方へ回転させるもの |

（日本褥瘡学会編：褥瘡ガイドブック（第2版）．p.161-162，照林社，2015より抜粋）

また、水分や湿気に弱い特徴もあるため、失禁で汚染の可能性がある場合は、防水シーツを使用することもある．その際は、体圧分散性能が十分発揮できるように、伸縮性の高い、薄手の生地の製品を使用することが好ましい．年月が経つとへたりが起こり、圧分散力が低下するため、定期的に点検を行うようにする．

### (2) エアマットレスの特徴

エアマットレスは、専用ポンプで空気を注入、排出することにより、個々に応じた圧力に調整されたエアセルで身体を支える構造である．空気という流動体に身体を沈み込ませ、包み込んで身体を支えることで接触面積を増やし、高い圧再分配性能を発揮する．エアセルが周期的に膨張と収縮を繰り返す（圧切替機能）ため、同一部位に圧力が加わり続けないようにすることができる．

高い圧再分配性能と圧切替機能という特徴から、骨突出や拘縮がある、自力体位交換が行えないなど、褥瘡発生リスクの高い、日常生活自立度ランクB・Cの療養者に適している．一方、安定感が得にくく、身体の沈み込みによる動

きづらさがあるため，日常生活自立度ランク A・B の療養者には適さない場合がある．

体圧分散マットレスの選択は，療養者の個体要因（日常生活自立度，病的骨突出，関節拘縮，栄養状態，浮腫，多汗，尿・便失禁）と，環境・ケア要因（体位交換，寝具，頭側・下肢挙上，スキンケア，栄養状態，リハビリテーション，介護力）を十分アセスメントし，体圧分散マットレスの素材・機能・特徴を理解した上で選定することが重要である．

## 3 体位交換

体位交換は，褥瘡の予防や悪化を予防するために，体位を変えることで骨突出部の皮膚・組織に加わる外力をなくす，または少なくし，外力の加わる時間を短くすることである．あわせて体圧分散マットレスを使用することで，この効果がさらに期待できる．

これまで体位交換は，基本的に最低2時間を超えない範囲で行うとされていた．

在宅においては，体位交換が大きな介護負担となり，介護者の疲弊から，在宅療養生活の継続が困難になる場合もある．さらに療養者にとっては，安眠が脅かされ，不眠，昼夜逆転などが生じる場合もある．

近年，体位交換の時間に関してさまざまな意見が述べられている．また，褥瘡を有する療養者の体位交換について，手技方法によっては創の変化・変形を引き起こし，治癒を遅延させる場合もあるとして，創への影響を考えた体位交換方法が見直されている．

日本褥瘡学会編集「褥瘡ガイドブック」では，適切な体圧分散マットレス使用環境下では，4時間ごとの体位交換を検討してもよいが，療養者の状態や皮膚のアセスメントを必ず行い，決定していく，としている．

在宅における体位交換方法は，療養者の睡眠パターンや生活リズム，介護者の心身状態・介護力，療養生活プロフィール，価値観などをアセスメントした上で，各家庭に合った対応策を検討することが重要である．具体的には以下のような方法がある．

①夜間の体位交換は，介護者の就寝前，夜間トイレに起きた時，起床時など，生活パターンに合わせた設定にする．

3 体位交換

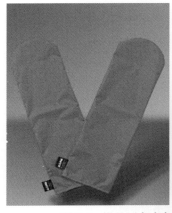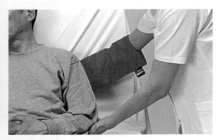

図 3-7. 滑りが良く摩擦係数の少ない：介助グローブ
(株式会社ケープ)

②体位交換を行う場合は，転落や骨折の危険性，摩擦やズレの軽減を考慮して，可能な限り2人で行うことが望ましいが，在宅では，介護力やマンパワーの不足から，2人で行うことが難しい状況にある．そのような場合は，体位交換以外に，四肢の位置を変える，体幹部にクッションを挿入する，挿入したクッションの位置を変える，など圧を移動させる方法（スモール・シフト）がある．スモール・シフトは，1人で実施しやすい圧再分配の方法である．

③体位交換を1人で行う場合は，上半身・骨盤・下半身など部分的に移動させる．

④仙骨部に褥瘡を有する場合は，体位交換時に創周囲の皮膚を引っ張る行為は，ポケットの形成や拡大，褥瘡の悪化を招く可能性がある．そのため，滑りが良く摩擦抵抗の少ない手袋（図 3-7）を使用して，創部を中心とした軟部組織全体を，動かないように移動させる．

褥瘡好発部位や，骨突出部，過去に褥瘡を発症した部位，得手体位により常時マットレスと接している部位の皮膚は，注意深く観察を行い，発赤を認めた場合は，速やかに体位交換方法や時間の見直しを行う．

また日頃より，使用している体圧分散マットレスが療養者に適しているか，定期的にアセスメントを行うことが重要である．

体圧管理は，携帯型接触圧力測定器（図 3-8）を用いた体圧測定や，皮膚の

27

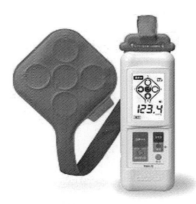

**図 3-8. 携帯型接触圧力測定器**
（株式会社ケープ）

充血性反応により，評価を行う．携帯型接触圧測定器を用いて体圧を測定する場合は，療養者が日常とる体位で骨突出部にかかる体圧値を測定する．目標値は，40 mmHg 以下での体圧管理が望ましい．

　自動体位交換機能を備えたエアマットレスは，質のよいポジショニングピローを組み合わせることで，人の手を介さない体位交換が可能となることから，介護負担軽減の一助となっている．一方，不穏状態や活動性の高い療養者，骨突出，関節拘縮，仙骨部などに褥瘡を有する場合は，転落や骨突出部への摩擦・ズレが生じる可能性もある．自動体位交換機能を使用する場合には，十分なアセスメントのもと慎重に行う必要があると考える．

　在宅で介護者が療養者に対して行う，体位交換やスモール・シフトなどは，褥瘡予防や褥瘡の悪化予防の観点だけではない効果もあると考える．介護者が療養者に，言葉を交わしながら触れること（タッチング）は，かけがえのない家族のぬくもりを感じ合う場でもあり，療養者の不安や緊張を軽減させ，心身の疼痛や苦痛を緩和し，やすらぎや安心感を与える効果もあると考える．

　適切な体圧分散マットレスの使用と，各家庭に即応した圧再分配方法の実施は，褥瘡予防・治癒促進・再発予防，安楽な療養生活の継続，QOL の向上に繋がると考える．

【岡部美保】

# 4 栄 養

今日，在宅高齢者の低栄養状態が問題視されている．低栄養状態は，ADLの低下につながり寝たきり状態や褥瘡の発症を招く引き金となり，高齢者の自立した生活を困難にするためである．原因としては，摂食嚥下障害や下痢症状などの身体的要因が最も大きいと考えられる（その他，社会・心理的要因，社会経済的要因がある）．

今回，摂食嚥下障害に起因する低栄養状態の予防に焦点をあて，「在宅における介護食の工夫」を，筆者の毎日の実践を通して考えてみたい．

## A. 当院の特性

当院は，金沢・在宅 NST 経口摂取相談会（旧金沢・在宅 NST 研究会）代表として病院や他の診療所から紹介された経皮内視鏡的胃瘻造設術 percutaneous endoscopic gastrostomy（PEG）施行患者を積極的に往診している，小さな無床診療所である．

当院では，**表 3-2** の理念のもと，2004 年 6 月より 1 名の管理栄養士（筆者）を採用，2014 年 1 月より管理栄養士 2 名体制で胃瘻患者に限らず在宅患者の栄養管理を目的に，在宅患者訪問栄養食事指導を実施している．

なお，2004 年 7 月から 2014 年 6 月までに関わりのあった在宅患者の栄養補給の内容を**図 3-9** に示す．105 症例を経験しているが，重度（深達度による分類：Ⅳ）の褥瘡患者は 1 症例（摂食不良で低栄養状態であるが，胃瘻造設をかたくなに拒否した寝たきりの独居老人）のみである．あとの数例は，発赤・紅斑程度であり，栄養面の立て直しや訪問看護師による処置などで比較的早期に改善する例が多い．症例全体では，食形態の工夫などにより経口摂取を継続できている在宅患者は決して少なくない．

表 3-2. 小川医院の理念

| |
|---|
| ①当院では，「あらゆる経口摂取レベルに対応する」をモットーに口から食べられる人たちだけではなく，それが困難で胃瘻の力を借りなければならない人たちにも希望をもって生活していただくため，経腸栄養管理のスキルを重視しています．在宅医療の現場が，単なる看取りの場ではなく，社会復帰の場であることを願っています． |
| ②当院では，2014 年 6 月 10 日より栄養ケアセンターを設置し，管理栄養士による地域住民の健康管理と疾病の重症化予防に寄与することを目指しています． |

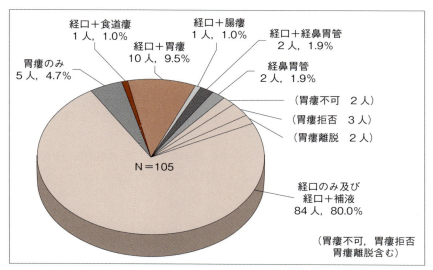

図 3-9. 居宅療養者の栄養補給の内容（2004. 7 ～ 2014. 6）

## B. 褥瘡予防と栄養アセスメント

　褥瘡は，高齢者，るい痩，寝たきりの人に発症しやすく，また糖尿病，麻痺，呼吸器疾患などの基礎疾患を有する患者に多くみられる．病的骨突出，るい痩は，エネルギー，蛋白質ともに不足していることを意味し，低栄養状態といえる．

　したがって，褥瘡の発症予防には，ポジショニングや体圧分散寝具などの選択のほかに，低栄養を予防することが重要になる．そのためには，定期的に栄養アセスメントを行い，療養者の栄養状態を把握しなければならない．具体的には，摂水量と摂食量，質（栄養のバランス）が問題であり，食事が十分に摂れているか，残食内容と量をチェックすることが重要になる．特に主食，主菜の摂食量が半分以下，または1日2食以下の日が何日も続く場合や水分摂取量が少ない（現体重 kg×30 mL 以下）場合は，短期間のうちに脱水や低栄養状態に陥りやすいので早期に栄養改善に取り組まなければならない．同時に，臨床診査（主観的感覚と客観的観察による情報），身体計測（体重，皮下脂肪厚，骨格筋量）を定期的に行い，栄養状態の再評価をして計画を立て直すことが重要になる．また，病院やかかりつけ医で摂食嚥下障害を指摘されていない場合

や，誤嚥性肺炎の既往がない高齢者では，実際には摂食嚥下障害があっても見過ごされていることがあるので十分に注意を払いたい．

### C. 介護食で必要栄養量を補う工夫

高齢者の多くは，老化に伴うもの以外に，他の要因で摂食・捕食・嚥下に障害を抱えている．したがって，介護食を作る際は，A．硬さ，B．付着性，C．凝集性の3つの条件を考慮し，安心・安全な食材と食形態を提供することが何よりも重要な条件となる．その上で，①家族と同じ献立を基本に，簡単にアレンジできること，②再現性のあること，③冷凍保存が可能で解凍しても物性に変化（離水）がないこと，④少量で効率よくエネルギー，蛋白質が補給できること，⑤安価で身近にある食材であること，以上の要件があげられる．また，食欲を引き出す工夫として複数のメニューの中から，本人や家族にセレクトしてもらう方法がある．この時，なるべく具体的にメニューの写真を提示して選んでもらうと，料理のイメージがつかみやすい．高齢者の食歴や好みを尊重することも大切なポイントである．

一方，柚子味やコーヒー味などの香り，食器や料理の色合いなど五感（味覚・視覚・聴覚・嗅覚・触覚）を刺激する工夫や，食環境を整えて気分の改善を図ることで効果を生む場合がある．さらに，少量で高エネルギーの食品や調理法の工夫を考え，質のよい（アミノ酸価の高い）蛋白質の摂取が大切である．フレンチトーストやカスタードクリームなどは，そのよい例である．それでも食事量が不十分で必要栄養量が満たせない場合，次のような方法を取り入れてみる．

【ア：補食】3食の食事から必要栄養量が十分に摂取できない場合，1日2～3回，毎食間に栄養補助食品を補う．

【イ：ハーフ食】1回の食事量が少ない場合，食事量を1/2量に減らし，不足する栄養素を経腸栄養剤（食品）などで補う．

【ウ：食品のゲル化や増粘剤，栄養機能食品を組み入れた食事】茶碗蒸し，卵豆腐などを作る前に材料の卵汁にMCTパウダー（マクトンパウダー）や粉あめを加えると自然の味を変えることなくエネルギーを高めることができる（6章-4を参照）．

しかし，さまざまな栄養補助食品も患者の病態や嗜好，社会的背景などを考慮すると限定されることが多い．また，口に合う栄養補助食品をいろいろサン

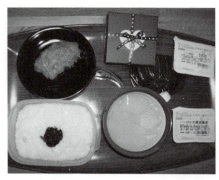 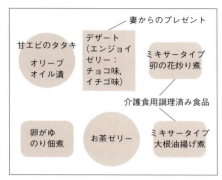

**図 3-10. 胃瘻適応といわれた N 氏の昼食**

プルで試しても，一時的な使用で終わることも決して少なくない．やはり，身近な食品を使い，食べ慣れた味で食品のもつ風味を損なわない介護食が最も望ましい．一方，どんなによくできた介護食であっても食事の際の十分な覚醒，呼吸の安定，体幹の保持などの条件が揃っていなければ，誤嚥のリスクが高くなるのでこの点についても注意を払いたい．

### D. 介護食の実際

　脳卒中の後遺症などでは，舌の運動が十分行えず口腔内で食べ物を食塊にすることが困難になる人が多い．そのために，口の外で食塊を作る工夫（ゲル化）が求められる．また，嚥下障害があり嚥下の誘発が遅延している場合は，水分誤嚥を認めることが多いので増粘剤を使ってトロミ水（ゾル化）を作るとよい．この場合，トロミが必要以上に強くならないように注意をしなければならない．また重度の嚥下障害がある場合，お茶などの飲み物をゼリー化しなければならないことがある．図 3-10 は，本来胃瘻の適応でありながら介護者が拒否をして退院し，以後経口摂取を 2 年間継続している方の食事内容である．水分（お茶）は，インスタントゼリーの素，全粥はスルーパートナーでそれぞれ固形化，主菜，副菜は介護用調理済み食品と手作りを併用しながら介護者が作っている．1 日 1 食は，経腸栄養剤を寒天で固形化したものを食して蛋白質とエネルギーの補充をしており，現在栄養状態になんら問題はない．このように，介護者とともに試行錯誤しながらその人にあった介護食を見いだし，栄養管理を行うことが訪問栄養士の大切な仕事であると認識している．

在宅療養者の栄養ケアは，患者のADLを低下させないために必須である．そのためには，毎日の食事（介護食）を作る介護者と介護環境に即した現場での支援が重要になる．在宅訪問栄養食事指導は，2000年4月1日に施行された介護保険法の居宅療養管理指導においてすでに設定されており，在宅医療・介護に必要なサービスと認知されている．したがって，在宅療養者ケアの現場に，病院や施設と同じように栄養管理のプロである管理栄養士を，ぜひ配置していただきたい．

【手塚波子】

# 第4章

# 褥瘡のアセスメント

## 1　なぜ褥瘡ができたのか

### A．褥瘡のナラティブ

　褥瘡の原因は，一般的には圧迫，ズレなどの応力によるものである．長時間体位交換なしに仰臥していた場合，あるいはヘッドアップのままで長時間体位交換なしで少しずつ下方にずれ落ちた場合などに加わる患部への外力がそれにあたる．これらの好ましくない外力が加わることを排除できれば，褥瘡の発生あるいは悪化を防ぐことができるため，今まで行ってきた介護のやり方を変えていく必要が生じることになる．もしも病院に入院した場合には，介護環境が大きく変わり，このような外力から比較的容易に開放することができるかもしれない．一方，在宅では介護の方向性を変えることは簡単にはいかないことが多い．在宅での介護は各家庭によっての介護力の差が大きく，介護者が高齢化していることなど，現状の介護保険の介護度に加えて，これ以上の介護負担を家族が担うことが不可能であるケースも少なくないためである．

　このように，在宅では職業的介護者以外の家族が褥瘡ケアに深く関わるため，さらにすすめて，「このような外力が加わることになった事情」についても考慮すべきであると思われる．それぞれの家族の事情があり，介護環境を簡単に変更することができないことが少なくない．これらの事情を内包させたまま，在宅褥瘡ケアもスタートするのである．単に介護や看護環境を変えようとするのみでは，その介入は失敗することが多い．真に褥瘡に至った原因，というよりも「事情」が放置される可能性があるためである．この「事情」は家族，あるいは本人の口から語られることに意味がある．この当事者の口から語られる「事情」，それは「語り」すなわちナラティブにほかならない．在宅で家族とと

もに進める褥瘡ケアは，ナラティブ・ベイスド・メディシンの要素が多く含まれているのである．

　筆者が経験した例をあげる．86歳男性．多発性脳梗塞にて寝たきり状態の患者であった．大きな問題はなく食事を摂取することができていた．82歳の妻が献身的に介護していたが，ある時期から体位交換の頻度が減少していた．ある時，NPUAPステージⅢの褥瘡が仙骨部に発生した．直ちに，ドレッシング材を利用した局所療法を開始し，使用中であった上敷き型エアマットレスをより厚い交換型エアマットレスへ変更した．しかし，治癒状況はなかなか好転しなかった．やがてある事情が判明する．認知機能の低下のため，嫉妬妄想が患者に出現していたのである．妻の姿が少しでも見えなくなると，妻に「今，浮気をしてきたのだろう」と常になじっていた．そんなことはないといくら説明しても納得してくれない．このため，妻は患者の居室に入室することを避けるようになり，体位交換が極端に減少してしまっていたのである．妻の訴えを傾聴するとともに，嫉妬妄想に対しても治療を行った．非定型向精神薬を投与したところ，やがて嫉妬妄想も消失し，患者も穏やかに過ごすことが増えた．再び妻が居室に訪れることが多くなり，褥瘡も快方に向かった．結局発症から約3か月でこの褥瘡は治癒した．

　本症例においては，嫉妬妄想を原因とした介護力低下に対して，妄想を治療するアプローチと家族の心情を傾聴するアプローチを行うことによって，家族の介護力を再生することが必要であったケースである．いかなる局所療法を行っていても，これらの事情を知ることができなければ，治癒に至るには時間のかかるケースではないかと考えられた．

## B. 介護─病状─栄養状態のバランス

　さらに，別の視点からも褥瘡を考えるべきであろう．褥瘡をめぐる患者の全身管理を考えた時，病状のみならず，介護・栄養状態のバランスを考える必要があると思われる．前述の症例は病状，栄養状態に大きな変化は生じていなかったが，嫉妬妄想により介護体制が弱体化したため，バランスが崩れ褥瘡が発症した．

　また，別の状況ではどうだろう．急性腰痛を発症した患者が，ベッド上で身動きが全くできない状態になった時に発生する褥瘡を考えたい．この褥瘡は，介護体制や栄養状態というより，急激な病状の変化によって生じた褥瘡と言っ

てよい．急性腰痛の治療を行い，腰痛の改善とともに体動が可能となり，創への応力が解除され褥瘡は治癒方向に向かうと考えられる．

一方，解決することが難しいのは次のようなケースであろう．老衰によって長年寝たきり状態の患者．家族も献身的に介護を行い，今までは褥瘡が出現せずに経過してきた．しかし，最近徐々に嚥下が困難になり，るい痩が著明に進行．ついに仙骨部に深い褥瘡が出現した．

本ケースにおける褥瘡の原因は病状の変化もさることながら，栄養状態の悪化による部分も大きい．本症例の全身治療をいかに進めるかを考えた時，栄養状態の改善を目指すことはその糸口の1つである．しかし，それは簡単な問題ではない．本ケースでは消化管が使用可能と考えれば，このような嚥下障害を契機に発症した栄養不良を改善するための方法は，経管栄養であろう．しかし，老衰という疾病の進行性を考えた時に，栄養介入にどこまでの意味があるのか，我々は立ち止まってしまう．また，同様に不自然な形での栄養介入，ひいては延命治療には，本人も望んでいなかったと家族から異論があることも考えられる．結局，本人と家族の幸福を考えながら，今後の栄養介入を考える必要がある．このようなケースでは，褥瘡の局所療法の選択だけでは解決しない「主治医」としての判断が求められる．

## C. 各種の褥瘡予防スケールについて

褥瘡を予防するために，いくつかのポイントをスコア化し，その合計点にて褥瘡発生リスクを予測する方法がある．褥瘡予防スケールと呼ばれるものであり，近年ではブレーデンスケール（**表4-1**），OHスケール（**表2-1**，6頁参照），在宅版K式スケール（**表4-2**）などが使用されている[1]．評価している項目は，それぞれのスケール毎に異なるが，皮膚の認知，体位の可動性，皮膚の湿潤，体動の度合い，栄養状態，摩擦とズレ，病的な骨突出，浮腫，拘縮の有無，介護者の介護知識の有無，などである．これらの項目を見ていくと褥瘡のできやすい患者像が見えてくる．拘縮を伴う寝たきりの患者で，自分では寝返りを打つことができない．やせて栄養状態が不良，病的骨突出や浮腫を伴う．さらに，介護を行う者が知識不足から圧迫や摩擦，ズレといった応力がかかる環境を許してしまっている状況である．

表 4-1. ブレーデンスケール

| | | | | |
|---|---|---|---|---|
| 知覚の認知<br>圧迫による不快感に対して適切に反応できる能力 | 1. 全く知覚なし<br>痛みに対する反応（うめく，避ける，つかむなど）なし．この反応は，意識レベルの低下や鎮静による．あるいは体のおおよそ全体にわたり痛覚の障害がある． | 2. 重度の障害あり<br>痛みのみに反応する．不快感を伝える時には，うめくことや身の置き場なく動くことしかできない．あるいは，知覚障害があり，体の1/2以上にわたり痛みや不快感の感じ方が完全ではない． | 3. 軽度の障害あり<br>呼びかけに反応する．しかし，不快感や体位変換のニードを伝えることが，いつもできるとは限らない．あるいは，いくぶん知覚障害があり，四肢の1，2本において痛みや不快感の感じ方が完全でない部位がある． | 4. 障害なし<br>呼びかけに反応する．知覚欠損はなく，痛みや不快感を訴えることができる． |
| 湿潤<br>皮膚が湿潤にさらされる程度 | 1. 常に湿っている<br>皮膚は汗や尿などのために，ほとんどいつも湿っている．患者を移動したり，体位変換するごとに湿気が認められる． | 2. たいてい湿っている<br>皮膚はいつもではないが，しばしば湿っている．各勤務時間中に少なくとも1回は寝衣寝具を交換しなければならない． | 3. 時々湿っている<br>皮膚は時々湿っている．定期的な交換以外に，1日1回程度，寝衣寝具を追加して交換する必要がある． | 4. めったに湿っていない<br>皮膚は通常乾燥している．定期的に寝衣寝具を交換すればよい． |
| 活動性<br>行動の範囲 | 1. 臥床<br>寝たきりの状態である． | 2. 座位可能<br>ほとんど，または全く歩けない．自力で体重を支えられなかったり，椅子や車椅子に座るときは，介助が必要であったりする． | 3. 時々歩行可能<br>介助の有無にかかわらず，日中時々歩くが，非常に短い距離に限られる．各勤務時間中にほとんどの時間を床上で過ごす． | 4. 歩行可能<br>起きている間は少なくとも1日2回は部屋の外を歩く．そして少なくとも2時間に1回は室内を歩く． |
| 可動性<br>体位を変えたり整えたりできる能力 | 1. 全く体動なし<br>介助なしでは，体幹または四肢を少しも動かさない． | 2. 非常に限られる<br>時々体幹または四肢を少し動かす．しかし，しばしば自力で動かしたり，または有効な（圧迫を除去するような）体動はしない． | 3. やや限られる<br>少しの動きではあるが，しばしば自力で体幹または四肢を動かす． | 4. 自由に体動する<br>介助なしで頻回にかつ適切な（体位を変えるような）体動をする． |

| 栄養状態 普段の食事摂取状況 | 1. 不良 決して全量摂取しない．めったに出された食事の1/3以上を食べない．蛋白質・乳製品は1日2皿(カップ)分以下の摂取である．水分摂取が不足している．消化態栄養剤(半消化態，経腸栄養剤)の補充はない．あるいは，絶食であったり，透明な流動食(お茶，ジュースなど)なら摂取したりする．または，末梢点滴を5日間以上続けている． | 2. やや不良 めったに全量摂取しない．普段は出された食事の約1/2しか食べない．蛋白質・乳製品は1日3皿(カップ)分の摂取である．時々消化態栄養剤(半消化態，経腸栄養剤)を摂取することもある．あるいは，流動食や経管栄養を受けているが，その量は1日必要摂取量以下である． | 3. 良好 たいていは1日3回以上食事をし，1食につき半分以上は食べる．蛋白質・乳製品を1日4皿(カップ)分摂取する．時々食事を拒否することもあるが，勧めれば通常捕食する．あるいは，栄養的におおよそ整った経管栄養や高カロリー輸液を受けている． | 4. 非常に良好 毎食おおよそ食べる．通常は蛋白質・乳製品を1日4皿(カップ)分以上摂取する．時々間食(おやつ)を食べる．捕食する必要はない． |
|---|---|---|---|---|
| 摩擦とずれ | 1. 問題あり 移動のためには，中等度から最大限の介助を要する．シーツでこすれずに体を移動することは不可能である．しばしば床上や椅子の上でずり落ち，全面介助で何度も元の位置に戻すことが必要となる．痙攣，拘縮，振戦は持続的に摩擦を引き起こす． | 2. 潜在的に問題あり 弱々しく動く．または最小限の介助が必要である．移動時皮膚は，ある程度シーツや椅子，抑制帯，補助具などにこすれている可能性がある．たいがいの時間は，椅子や床上で比較的良い体位を保つことができる． | 3. 問題なし 自力で椅子や床上を動き，移動中十分に体を支える筋力を備えている．いつでも，椅子や床上で良い体位を保つことができる． | |

(日本褥瘡学会編：在宅褥瘡予防・治療ガイドブック(3版)．p.44，照林社，2015より)

1 なぜ褥瘡ができたのか

表 4-2. 在宅版 K 式スケール

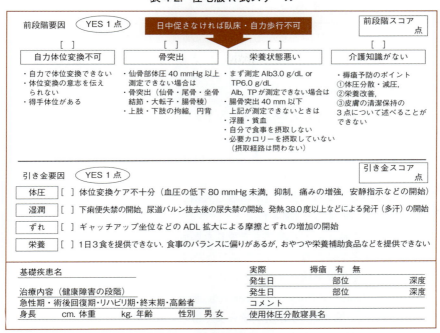

（日本褥瘡学会編：在宅褥瘡予防・治療ガイドブック（3 版），p.49，照林社，2015 より）

　在宅医療を行う立場からすると，このような病状の患者に対して，褥瘡予防以外にもアセスメントしなければならないさまざまな要素がある．例えば，寝たきり状態となっている原因の検討，低栄養状態となった原因，嚥下状態の評価，消化管が使用可能かどうか，認知機能の状況，家族の介護状況，家族の経済状態，いわゆる全身管理に必要な要素の検討が必要となるのである．正直な印象を言えば，これらのスケール以上に評価しなければならない項目が多く，スケールまで手が回らないのが，在宅での現状ではないかと思われる．言い換えれば，褥瘡予防は在宅で管理しなければならない全身管理の項目の1つに過ぎないのである．ある意味では，前述の褥瘡を発症しやすい患者のイメージがあれば，褥瘡予防は不可能なことではないと感じられる．

　在宅では，介護保険を利用してマットレスを比較的自由に選択することが可能である．危険因子の高い症例に対しては，体圧分散能力の高いマットレスを選択し，ポジショニングに工夫を凝らすこととなる．

## 2 褥瘡を観察する

ここでは，褥瘡の基礎と重なる内容となるかもしれないが，本書独自の視点で考えてみたい．

### A. 深 さ

褥瘡の深さは重要な局所療法のポイントの1つである．端的に言えば，深い褥瘡は治りにくく，浅い褥瘡は治りやすい．特に重要なポイントになるのは，褥瘡が真皮より深いものかどうかである．真皮内にとどまる褥瘡であれば，2～3週間程度で治癒する．真皮内には毛孔が存在するが，毛孔内には上皮細胞が残存している．この上皮細胞が増殖し欠損した部分を覆っていくため，早い期間で褥瘡が治癒する[2]（**図4-1**）．

一方，真皮を越えてより深部まで達した褥瘡は治癒しにくい．少なくとも数か月の時間が必要になる．深部まで達した創は，毛孔を観察することができず，時には，筋肉や骨膜を観察することがある．これらの褥瘡の深さの分類としてはNPUAP（National Pressure Ulcer Advisory Panel Consensus Development Conference）[2]（**図4-2**）の分類が最もよく用いられている．また近年は日本褥瘡学会によるDESIGN-R[3]（**表4-3**）による深さ分類も広く使用され始めている．

いかなるツールを用いたとしても，前述のように真皮を越えて褥瘡が存在しているか否かであることが，最も重要である．NPUAP分類ステージⅢ以上とDESIGN深さ分類D3より深い褥瘡が治りにくく，ポケット形成や創感染などのさまざまな問題を起こしやすい褥瘡と言える．それよりも軽いNPUAP分類ステージⅡ，あるいはDESIGN深度d2の褥瘡は，適切なケアを行えば比較的短期（約3週ほど）で治癒する．もちろん，それよりもさらに軽い褥瘡，NPUAP分類ステージⅠ，あるいはDESIGN深度d1の褥瘡では，適切なケアによって数日で改善することも少なくない．いかに早期発見が重要であるかを示す事実であると思われる．

### B. 褥瘡の病期

#### （1）慢性期の褥瘡病期

1998年に出版された「褥瘡の予防・治療ガイドライン」[4]においては，福井が提唱した褥瘡の色に注目した病期分類[5]（**図4-3**）を採用していた．これ

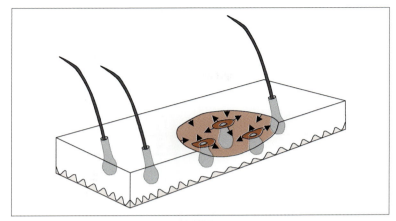

図 4-1. 浅い褥瘡の治癒機転

Suspected Deep Tissue Injury（疑 DTI）

圧力および／または剪断力によって生じる皮下軟部組織の損傷に起因する，限局性の紫または栗色の皮膚変色，または血疱

ステージⅢ

全層組織欠損．皮下脂肪は確認できるが，骨，腱，筋肉は露出していないことがある．スラフが存在することがあるが，組織欠損の深度が分からなくなるほどではない．ポケットや瘻孔が存在することがある

ステージⅠ

通常骨突出部位に限局する消退しない発赤を伴う，損傷のない皮膚．暗色部位の明白な消退は起こらず，その色は周囲の皮膚と異なることがある

ステージⅣ

骨，腱，筋肉の露出を伴う全層組織欠損．黄色または黒色壊死が創底に存在することがある．ポケットや瘻孔を伴うことが多い

ステージⅡ

スラフを伴わない，赤色または薄赤色の創底をもつ，浅い開放潰瘍として現れる真皮の部分欠損．破れていないまたは開放した／破裂した血清で満たされた水疱として現れることがある

判定不能

創底で，潰瘍の底面がスラフ（黄色，黄褐色，灰色または茶色）および／またはエスカー（黄褐色，茶色，または黒色）で覆われている全層組織欠損

図 4-2. NPUAP の分類（2007 年）
（真田弘美他：改訂版実践に基づく最新褥瘡看護技術．p.11，照林社，2009 より）

### 表 4-3. DESIGN-R®：褥瘡経過評価用

| Depth 深さ 創内の一番深い部分で評価し，改善に伴い創底が浅くなった場合，これと相応の深さとして評価する | | | | | |
|---|---|---|---|---|---|
| d | 0 | 皮膚損傷・発赤なし | D | 3 | 皮下組織までの損傷 |
| | 1 | 持続する発赤 | | 4 | 皮下組織を越える損傷 |
| | 2 | 真皮までの損傷 | | 5 | 関節腔，体腔に至る損傷 |
| | | | | U | 深さ判定が不能の場合 |

| Exudate 滲出液 | | | | | |
|---|---|---|---|---|---|
| e | 0 | なし | E | 6 | 多量：1日2回以上のドレッシング交換を要する |
| | 1 | 少量：毎日のドレッシング交換を要しない | | | |
| | 3 | 中等量：1日1回のドレッシング交換を要する | | | |

| Size 大きさ 皮膚損傷範囲を測定：［長径（cm）×長径と直交する最大径（cm）］ [*3] | | | | | |
|---|---|---|---|---|---|
| s | 0 | 皮膚損傷なし | S | 15 | 100 以上 |
| | 3 | 4 未満 | | | |
| | 6 | 4 以上 16 未満 | | | |
| | 8 | 16 以上 36 未満 | | | |
| | 9 | 36 以上 64 未満 | | | |
| | 12 | 64 以上 100 未満 | | | |

| Inflammation／Infection 炎症／感染 | | | | | |
|---|---|---|---|---|---|
| i | 0 | 局所の炎症徴候なし | I | 3 | 局所の明らかな感染徴候あり（炎症徴候，膿，悪臭など） |
| | 1 | 局所の炎症徴候あり（創周囲の発赤，腫脹，熱感，疼痛） | | 9 | 全身的影響あり（発熱など） |

| Granulation 肉芽組織 | | | | | |
|---|---|---|---|---|---|
| g | 0 | 治癒あるいは創が浅いため肉芽形成の評価ができない | G | 4 | 良性肉芽が創面の10％以上50％未満を占める |
| | 1 | 良性肉芽が創面の90％以上を占める | | 5 | 良性肉芽が創面の10％未満を占める |
| | 3 | 良性肉芽が創面の50％以上90％未満を占める | | 6 | 良性肉芽が全く形成されていない |

| Necrotic tissue 壊死組織 混在している場合は全体的に多い病態をもって評価する | | | | | |
|---|---|---|---|---|---|
| n | 0 | 壊死組織なし | N | 3 | 柔らかい壊死組織あり |
| | | | | 6 | 硬く厚い密着した壊死組織あり |

| Pocket ポケット 毎回同じ体位で，ポケット全周（潰瘍面も含め）［長径（cm）×短径[*1]（cm）］から潰瘍の大きさを差し引いたもの | | | | | |
|---|---|---|---|---|---|
| p | 0 | ポケットなし | P | 6 | 4未満 |
| | | | | 9 | 4以上16未満 |
| | | | | 12 | 16以上36未満 |
| | | | | 24 | 36以上 |
| | | | | | 合計[*2] |

部位（仙骨部，坐骨部，大転子部，踵骨部，その他）
*1："短径"とは"長径と直交する最大径"である．
*2：深さ（Depth：d,D）の得点は合計には加えない．
*3：持続する発赤の場合も皮膚損傷に準じて評価する．

（日本褥瘡学会）

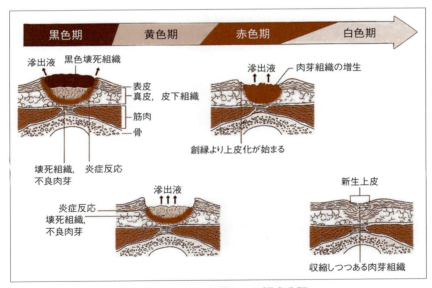

**図 4-3．創面の色調による褥瘡分類**

（福井基成：決定版褥瘡治療マニュアル―創面の色に着目した治療法―．p.30，照林社，2000 より）

は深い褥瘡における病期を示す分類法である．発症の早期，皮膚に壊死組織による黒色部を認める時期を黒色期とした．その黒色部がなくなり，創が黄色の浸出物で満たされる時期を黄色期．やがて肉芽が出現し，創全体を赤色の肉芽が覆う時期を赤色期．再生された皮膚は白色を呈する．このことから皮膚が再

生されてくる治癒への最後の段階を白色期とした．この分類はどのようなステップを経て，褥瘡が治るのかを示す意味では，大変わかりやすい分類といえる．しかし，後述するように，深い褥瘡の発生初期が必ずしも黒色の皮膚壊死で始まるわけではないこと，赤色期と白色期をどこで線引きするのかなどの問題もあるため，壊死期，炎症期，肉芽形成期，表皮形成期などの分類にすべきとの意見もある．壊死期とは皮膚の壊死にて発症する褥瘡の発症早期の状況である．しかし，すべての深い褥瘡がこのような皮膚の壊死で発症するとは限らない．一見すると浅いびらんのような所見から進展することもありうるのである．このため，本項ではこの時期を褥瘡急性期と呼ぶこととする．

　壊死した皮膚がデブリードマンまたは自然融解により除去されると，強い炎症を伴う創面が出現する．多くの創面は黄色の浸出物で覆われ，多量の浸出液を伴う．これが炎症期である．これらの炎症が安定してくると，創内の一部分から赤色の肉芽が出現する．この肉芽が増え，やがて創面すべてを覆うことになる．この時期を肉芽形成期とする．さらにこれらの肉芽が形成されてはじめて創の縮小が始まると言われている．この表皮の形成と創の縮小が始まる時期を表皮形成期とする．やがて，薄い表皮が創を覆い，ようやく褥瘡が治った状態となるのである．

　一方，DESIGN-Rという褥瘡アセスメントの優れている点は，これらの要素（褥瘡の深さ，浸出液の量，褥瘡の大きさ，炎症の状況，肉芽形成の有無，壊死の有無）を総合的に評価できることにある．しかし，ある褥瘡へのDESIGNによる評価が［D3，e2，S4，i1，g1，n0］となったとしても，この褥瘡がどのような状態であるのか，習熟していなければ直感的に理解することは困難である．多職種が関わることになる在宅ケアの現場では，褥瘡を専門としていない医療者や介護職が必ず関わることになる．これらの協働する職種といかにわかりやすく褥瘡の情報を共有するのか，大きな課題となるのもまた事実と思われる．

　どのようなツールを用いるにせよ，現在褥瘡がいかなる時期にあるのかという認識は褥瘡ケアの中では必須のものである．その上で，次にいかなる対策を行うのかが問われることになるのである．

### (2) 褥瘡急性期の問題

　これまで触れてきたような，褥瘡の深度分類，慢性期褥瘡の病期に関わる分類は，褥瘡がすべて完成されてからのものである．しかしすべての褥瘡が福井

の指摘する皮膚の壊死で発症するとは限らない．

　深い褥瘡の超早期でも，皮膚の発赤やびらんといった所見から発症することも少なくないのである．これらの創は一見するとNPUAP分類のステージⅠまたはⅡ，あるいはDESIGN深度分類d1またはd2に相当するように見える．しかし，圧迫などの応力で生じた組織障害は，すでに皮膚深部や皮下組織まで扇状に及んでいる．このため，発症当初には浅く見えた褥瘡は日々その形状を変化させ，最終的には深い炎症期の褥瘡に姿を変えていく．時にはポケット形成を伴うこともある．したがって褥瘡が発症してからまもなく，およそ1～2週の間は，褥瘡の深度や状況をできるだけこまめに観察することが必要になる．つまり発症早期の段階，いわゆる急性期では，褥瘡の深度についての判断は日々の所見をもとに柔軟に考える必要があるのである．ある一時点の所見のみでその深度を捉えることは注意しなければならない．

　2007年NPUAP分類においては疑DTI（suspected deep tissue injury）というステージが加わっている．このような，急性期褥瘡における深度診断の難しさを示しているものと考えられる[6]．

## C. 感染の有無

　褥瘡が炎症期に入ると，たいてい創は黄色の浸出物で満たされる．浸出液も多くなり，褥瘡治療の中における最も長く苦しい時期となる．この時期には褥瘡が感染を合併しているかどうかが問題となる．結論から言えば，褥瘡が感染しているかどうかの判断は，感染の四徴（腫脹，発赤，熱感，疼痛）を伴うかどうかで判断してよいと思われる．創面の浸出液を用いた培養検査において細菌が検出されたとしても，それは必ずしも感染と考えなくともよい．なぜなら褥瘡は常に細菌の混入にさらされているためである．しかし，その細菌混入を感染と捉える必要はないと考える．細菌混入があっても感染の徴候がない褥瘡の場合，特に抗菌薬や消毒薬を使用せずに治ることが経験的に知られている．

　もし，創が感染を合併した場合，抗菌薬を局所投与することに意味はなく，全身投与が必要となる．また，創周囲に膿が貯留していた場合，速やかに排膿する必要がある．

## D. ポケット形成の有無

　ポケットとは，褥瘡の周囲健常皮膚の深部にまで創が広がった状態である．

ポケット形成は，褥瘡ケアにとって大きな問題である．褥瘡がしばしば難治性になるためである．ポケット内には壊死組織や浸出物が貯留しやすく，これらが感染の下地となり，感染を繰り返すため，褥瘡は治りにくくなる．褥瘡を発生させる応力による組織障害は，皮下深部により大きく広がる傾向があるため，深い褥瘡の場合はポケットをしばしば合併する．

　また，ポケットは創のズレという応力でさらに広がることがある．さらに，創をドレッシングで覆い多量の浸出液のため内圧が上昇した場合，肉芽が不均一に形成され創の縮小が不均一になった場合などにポケットがさらに拡大することがある．

　ポケットからの浸出物の排出を促すことが基本であるために，ポケットを観血的に開放する対策が取られることが多い．

## 3　治せる褥瘡と治せない褥瘡

　在宅褥瘡のケアの現場では「治せない」褥瘡が存在する．がん終末期に生じた深い褥瘡，認知症終末期に生じた重症の誤嚥性肺炎に深い褥瘡が合併した時，これらの褥瘡は治癒までの期間が数か月を要することを考えると，治癒させることは困難と予想せざるを得ない．終末期には体位交換によっても苦痛を訴える場合がある．褥瘡局所処置には体位交換が必須となるため，この度重なる体位交換によって，患者が苦しむことを避ける必要もあると考える．体圧分散機能の高いマットレスを使用するとともに，局所に対してウレタンフォームや開放性ウェットドレッシングなどの水分吸収能力の強い創傷被覆材を使用して，褥瘡をこれ以上悪化させない努力とともに，褥瘡処置の回数をできるだけ減らすことも考慮すべきである．

### 文　献

1) 日本褥瘡学会編：在宅褥瘡予防・治療ガイドブック．照林社，2008．
2) 表志津子他：褥瘡．NST完全ガイド栄養療法の基礎と実践，295-299，照林社，2005．
3) 日本褥瘡学会編：DESIGN-Rツール．在宅褥瘡予防ガイドブック，24-31，照林社，2012．
4) 宮地良樹編：創傷治癒の基礎知識．付録／褥瘡の予防・治療指針策定のための研究報告書，褥瘡の予防・治療ガイドライン，厚生省老人保健福祉局老人保健課監修，64-65，照林社，1998．
5) 福井基成：決定版褥瘡治療マニュアル－創面の色に着目した治療法－．照林社，2000．
6) 日本褥瘡学会編：褥瘡の進達度分類．在宅褥瘡予防・治療ガイドブック，26-27，照林社，2008．

【鈴木　央】

# ワンポイントアドバイス
## ～困った時には～

## 各種の深度分類やアセスメントツールとの付き合い方

　褥瘡について勉強を始めた時に，最初に気づいたことは，深度分類や，リスクアセスメントツールがたくさん存在していることである．深度分類は，NPUAP 分類，IAET 分類，1998 年褥瘡予防・治療ガイドラインにて定義された褥瘡深度分類，などである．どれを使用したらよいのであろう．最も使用されているものは何なのか．教科書ではその疑問には答えてくれない．

　褥瘡の深度分類で最も重要なことは，その褥瘡が真皮を越えて，皮下組織まで達しているかどうかである．ここがわかれば，褥瘡治療に要する時間がある程度わかる．深い褥瘡は治癒に時間がかかり，浅い褥瘡は比較的早い時間で治癒する．この部分についてはいずれの褥瘡深度分類も違いはない．それぞれの分類で異なることは，発赤のみを呈する最も軽度の褥瘡の定義である．NPUAP の分類ではそのような褥瘡深度を「ステージⅠ」と呼び「通常骨突出部位に限局する消退しない発赤を伴う，損傷のない皮膚．暗色部位の明白な消退は起こらず，その色は周囲の皮膚と異なることがある」と定義している．一方，1998 年褥瘡予防・治療ガイドラインでは，そのような褥瘡深度を「Ⅰ度」と呼び，「圧迫を除いても消退しない発赤，紅斑」と定義している．つまり，細部の微妙な問題についての意見が統一されていないのである．したがって，どの褥瘡分類を用いても，褥瘡の治療への影響は少ないと言わざるを得ない．

　今のところ，最も使用されているのは NPUAP 分類であろう．最近（2007年）の分類において，疑 DTI（suspected deep tissue injury）というステージを新たに作り，急性期褥瘡にも対応できるようにした点である．しかし，一般に広まるにはまだ時間がかかるものと考えられる．日本においては，深度を含めた褥瘡全体の状態を評価するツールとして DESIGN が開発された．この DESIGN は褥瘡の状況を記録するツールとしては優れていると思われる．しかし，使いやすさという点では，まだまだ普及に時間がかかるように思われる．

　一方リスクアセスメントツールについてはどうであろうか．現在使用されて

いるリスクアセスメントツールには，厚生労働省から示された「褥瘡対策に関する診療計画書」（平成18年3月6日保医発第0306002号厚生労働省保険局医療課長通知）「別紙様式4」に示された内容（以後「別紙様式4」とする），ブレーデンスケール，OHスケール，在宅版K式スケールがある．病院においては，高機能な体圧分散寝具は限られている．当然より高リスクのケースに限定して高機能な体圧分散寝具を使用する必要がある．したがって，このようなリスクアセスメントは重要な意味をもつことになる．一方，在宅においては，多くの患者が寝たきりまたは寝たきりに近い状況で，るい痩のために骨突出をきたしているようなケースも少なくない．つまり，すでにリスクが高い状況であるケースが多いのである．さらに，介護保険を使用し，ある程度の要介護状態であれば，比較的容易に体圧分散寝具のレンタルを受けることができるのである．したがって，在宅ではこのようなリスクアセスメントの必要性が病院に比べやや低下する可能性が高いのである．

　各スケールにあるリスク要因を見てみると，基本的な体動能力（自力で姿勢を変えられるか），病的な骨突出（ある意味では栄養状態の評価ともつながる），関節拘縮，浮腫，局所の湿潤，知覚への反応，栄養状態，摩擦とズレの状況，介護知識の有無などがある．結局，在宅における低ADLの患者はこれらのリスク要因の多くに該当することになるのである．このことを前提として，これらのリスクアセスメントと付き合う必要がある．

　それでもリスクアセスメントを行う場合，より少ない項目で簡便にできて，結果も信頼できるものであることが望ましいであろう．現状であれば，OHスケールが最も項目数が少ない．評価項目の1つの病的な骨突出の評価に，特殊な簡易測定器が必要となるが，視診でもある程度の信頼性はあると考えられる．

　しかし，それでも，このようなリスクアセスメントが複数存在し，それぞれが正当性を主張している現状は，褥瘡ケアの現場にとっては決して望ましいことではない．早く使用しやすい，誰にでも使用できる簡便なスケールに統一されることを望んでやまない．

【鈴木　央】

# 第 5 章

# 治 療

## 1 全身的アプローチ

### A. 介護を導入する

#### （1）介護保険制度のあらまし

　健康保険では医師が病気と認めれば保険が適用されるが，介護保険では要支援1〜2と要介護1〜5の7段階の要介護度の認定を受け，その介護度に応じて保険でサービスを使う上限額が決まる．サービス利用分の1割（2015年8月より一部2割）を利用者が支払い，残りは国保連から直接サービス事業者に支払われる．介護保険が利くサービスは居宅介護サービス12種，施設入所3種，市区町村の住民だけに適用される地域密着型サービス6種である（図5-1）．

　どのサービスをどの事業所から受けるか，何回受けるかは要介護者の意向と介護ニーズで決まり，家族の有無や住宅の状態，周囲の環境によって必要なサービスは異なる．

　介護保険は自己申請である．65歳以上の人は交付されている介護保険証を添えて住所地の市区町村に申請，40〜64歳の人は医療保険証を添えて提出する．申請書類には申請者が選んだ主治医名，所属病院および科名を記入する．主治医は最新の診療状況の意見を提出する．30日以内で要介護認定が行われ，要介護度と給付限度額が記載された介護保険証が利用者に交付される．認定調査は，自宅か入院・入所先に調査員が来て「介護の必要度」を見るために74の項目に従い聞き取り調査を行う．入院中の場合は家族同席か担当および病棟看護師にも聞き取りを行う．65歳以上の第1号被保険者は要介護状態になった原因は問われない．ただし40〜64歳の第2号被保険者の場合は，要介護状態の原因が「加齢に伴う疾患や損傷」である特定疾病（16種類）によるもの

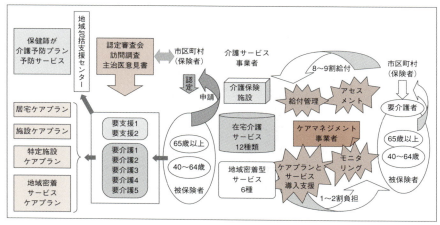

図 5-1. 介護保険とケアマネジメント

だけが適用される．主治医の意見書は認定に大きく影響する．生活機能低下や認知機能低下の原因である医学的所見や病状の安定性を記入，不安定の場合は具体的な内容を記載する．審査会には医師の氏名は出ない．介護保険の有効期間は，はじめは6～12か月，最長24か月まで介護保険証に記載され，申請した日に遡って認定日が決まる．そのため，申請した日から必要最低限のサービスを利用することができる．しかし，認定結果が出るか不明の人は，事前対応が困難である．

**(2) どんなケアマネジャーを選ぶか**

　ケアマネジャーを選ぶためには，市区町村が発行している事業者一覧表を参考にする場合や相談窓口である地域包括支援センターの紹介，あるいは知人の紹介，口コミで選ぶケースがある．介護サービスは計画に従いサービスを提供するためにケアマネジャーが必要となる．そのために居宅介護支援事業者との契約が必要である．契約した事業者に所属するケアマネジャーが担当，ケアプランを作成する．また，ケアマネジャーの資格は更新制で5年ごとに研修を受ける．仕事の内容は，要介護認定を受けた利用者の要望を聞き取り，それが生活のどのような状況から生じているか「アセスメント」を行い，必要と思われる介護サービスの計画書（居宅サービス計画＝ケアプラン）を作成することであり，公平・中立な視点で誰の利益のためかを考え，ケアマネジメントを行う介護のサポーター役である．

〔ケアマネジャーを選ぶ4つのポイント〕
①要介護者の意見を聞き,意向を第一に尊重してくれる人
②専門知識があり,十分な情報を提供してくれる人
③サービス事業所などとチームワークが取れる人
④気軽に自宅に足を運んでくれるフットワークのよい人

### (3) ケアマネジャーは何を行っているのか

　加齢や疾病などさまざまな原因によって何らかの支援や介護を必要とする状態になった人に,「可能な限りできる範囲で自分らしい生活を営むこと,自分の人生に主体的・積極的に参画し自分の人生を自分自身で創っていくこと」を支援することであり,要介護者の生活全体,朝起きてから寝るまでの生活の変化を捉え,その状態にあったケア目標を定め,支援の方法をともに考え,その生活の質(QOL)の向上を目指すことである.QOLを向上させるためには,バックグラウンドや経験の異なるケアマネジャーが1人でできるわけではない.さまざまな疾病や複合的な生活ニーズの問題解決のために,同じ目的で異なるサービスの力を結びつけケアチームを作り,住み慣れた自宅で生活の安心を得るためにバックアップすることである.現状の様子はサービス提供者から逐一最新の報告を受け,QOLの向上を目指し介護目標の評価を行う.特に要介護状態の軽減または悪化の防止には,医療との連携に十分配慮しケアマネジメントを行う必要がある.ケアマネジャーは各専門職種の異なる視点の情報を集め,生活全体を把握する.また保健・医療・福祉の各分野や地域の資源,インフォーマルなサポートなど多様なサービスを効果的に組み合わせ,日常生活の継続が図れるようにする.介護が必要な状態であっても,その人らしい暮らしを生き生きと過ごすために,残存している能力を最大限に引き出し,適切な生活環境を整え,できる限り生きる意欲と社会性をもって生活できるように,利用者を中心にサービス提供内容などの調整や連絡などを行う.

　一方,現状が悪化した時には,問題解決のために利用者の生活の見直しを行い,再度目標設定する.特に褥瘡予防には個人がもつ発生のリスクを把握した上で,環境やケア内容を吟味し検討する.ある意味その人だけのオーダーケアの調整である.いったん「褥瘡」ができると生活全体に影響し,その部位が感染源にもなり処置に人手と時間がかかる.要介護者自身も褥瘡が長引けば身体機能や内臓機能も低下し,臥床状態になり廃用症候群を伴うことになる.家族自身も生活が阻害され介護負担増となる.それ以上悪化させないために,在宅

の往診医や訪問看護師には褥瘡状態に合わせた治療環境の設備と回復を促すための継続的医療支援をお願いしたい．訪問看護師には指示の提出を依頼し，また福祉サービスの各専門職には，介護予防の観点で介護上の注意点の説明を依頼する．在宅ケアでは，医療・福祉の専門職は役割分担したサービス内容を協働でケアする．ケアマネジャーは常にサービス提供状況の報告を受け，サービスの適切な実態把握を行いその提供内容に変更があれば最新のサービス提供が行えるようにする．利用者や介護者などの認識にずれがあれば，話し合い解決するように努める．

### （4）介護職ができること，できないこと

日々利用者と接し直接援助する介護職は，生活場面における留意点を把握し，サービス提供する内容はケアマネジャーが作成する居宅サービス計画書に基づき，内容は個別援助計画で明確である．身体介護や生活支援は行えるが，医療行為はできることとできないことがある．無条件に行えるものや条件付行為は，厚生労働省が2005年7月に通知した「ホームヘルプサービス業務のガイドライン」に準拠する．腋下や耳式電子体温計による体温測定，自動血圧測定器による血圧測定や動脈血酸素飽和度測定，軽微な傷や火傷の手当て，ガーゼの交換はできる．また重度の歯周病がない口腔の掃除，ストーマ装具のパウチにたまった排泄物を捨てることが可能である．爪きりは爪や爪の周囲の皮膚に化膿・炎症がなく，糖尿病などの疾患に伴う専門的な管理が必要でないことなどの条件が満たされれば可能である．また医薬品使用の介助は，皮膚への軟膏塗布（褥瘡の処置を除く）や皮膚への湿布の貼りつけ，点眼薬の点眼や一包化された内用薬の内服，肛門からの座薬挿入，鼻腔粘膜への薬剤噴霧介助などが可能である．また2012年4月からは，一定の研修を受けた介護職員は一定の条件のもと，痰の吸引，経管栄養等の行為を実施できるようになったが，褥瘡については対象となっていない．介護保険利用範囲内では褥瘡自体の処置はできないが，上記の内容は在宅介護で安全に行わなくてはいけないものであり，特に医療ニーズが高い方の創部位の処置などは，在宅では家族は許されても介護職は関わることができない．看護職が担当医師の指示を受け，治療行為を行うことになる．

直接援助する介護職は移動・移乗では可動性はどうか，また麻痺や知覚障害で痛みや圧迫に対して鈍感になっていないか，むくみはないか，便・尿失禁や多汗などで不潔な状態になっていないか，食事や飲水摂取状態や栄養・嚥下状態はどうかなど，日々利用者と接し，介助する中で細心の注意を払って支援を

行う．そのため褥瘡処置中の利用者の排泄介助をする場合は，ガーゼやドレッシング材が便などで汚れてしまった時の対応方法や注意点を，事前に介護職に指導しておく必要がある．刻々と変化する利用者の状態に対し，家族ができても介護職ができないことも多々ある．そのために専門職同士が即興的にお互いの呼吸を合わせるような機能分化と連携の双方が必要である．特に一番身近で接する介護職が異常の早期発見を見逃さないために，医療知識や情報提供できる体制を整え，何か起こった時には主治医の指示を即座に仰げるようにすることが重要である．

【纐纈恵美子】

## B. 訪問看護を導入する

### （1）訪問看護サービスの導入方法
#### a）訪問看護とは？

訪問看護は患者の居宅等\*を看護師等が訪れて，必要な看護を提供するサービスである．病気や障害をもった人が住みなれた地域や家で自分らしい療養生活が送れるように，訪問看護ステーション等から居宅に訪問し，自立の支援や療養生活の支援をするものである．

介護が必要な高齢者は何らかの病気や障害をもっている方が多く，このような方々は健康状態のチェックを受け病気の悪化の兆候などを早期に発見したり，必要な医療処置やリハビリを実施するために，訪問看護のサービスを利用する．また，訪問看護は，他の介護事業所と連絡や医師との橋渡し，ちょっとした身体の心配についての相談の役割も担っている．

褥瘡にまつわる訪問看護の利用方法について説明する．寝たきりの方や，座っているけれど自分で姿勢を変えられない方は，褥瘡ができやすい状態なので褥瘡の有無に関わらず早期に訪問看護を導入し予防することが大切である．訪問看護師は利用者や家族に，食事の量や体重，排泄，清潔の状態の確認をして，褥瘡ができないような生活の工夫を説明する．

また，皮膚に傷や皮膚の色が気になるようなことがあった場合は，すぐに訪

---

\*家だけではなく軽費老人ホーム等も含まれる．訪問看護ステーションからは看護師，准看護師，保健師，助産師，理学療法士，作業療法士，言語聴覚士が訪問できる．

問看護を導入しよう．訪問看護師は利用者の家に訪問し，必要な消毒やドレッシングの交換，体位交換の方法，入浴やシャワー浴の方法について説明し，医師，ケアマネジャーやヘルパーへの身体や皮膚の状況等の連絡を行う．利用者や家族は絆創膏を貼ったほうがよいのか？痛くないのか？などさまざまな心配ごとについても説明を行う．

### b）訪問看護は誰でも利用できるのか？

訪問看護を利用できる人は次のとおりである．いずれも主治医（かかりつけ医）の診療により訪問看護が必要とされた方が対象になる．

訪問看護は医療保険（健康保険）と介護保険の2つの給付があるが，介護保険で受けられるサービスは，医療保険では受けられない．これは法律で決まっているので，選択はできない．

#### ①介護保険の訪問看護を受ける人

65歳以上（疾患や状態によっては40〜65歳未満）の介護保険の被保険者であって，要介護または要支援と認定された方が対象である．要介護状態等であるかどうかは，本人が申請をして，認定審査を受ける．

ただし，要介護者等のうち急性増悪等，がん末期，神経難病等に対する訪問看護は医療保険が適応される．

#### ②医療保険（健康保険）の訪問看護を受ける人

・後期高齢者医療の訪問看護の利用者

病気やけが等によって居宅において療養を受ける状態の後期高齢者医療の対象者である（介護保険の給付対象の訪問看護を受ける場合を除く）．後期高齢者医療の対象者は75歳以上の方か，65歳以上で寝たきり等の状態にあると後期高齢者医療広域連合から認定を受けた方である．

・疾病負傷等により居宅において継続して療養を受ける状態にある方

40歳未満の難病患者，重度障害者，末期の悪性腫瘍の患者，精神疾患を有する患者等で，在宅療養生活を継続する上で，看護師等が行う看護が必要な方が対象である．

### c）訪問看護ステーションはどのように探すのか？

訪問看護ステーションは日本全国で約7,500か所ある．ケアマネジャー，病院や往診の医師，介護職の方，市区町村の介護保険課等に訪問看護ステーションの紹介を受けることもできる．インターネットで検索し直接電話してもかまわない．

### d）訪問看護サービスが始まるまで

　訪問看護を開始するためには，医師の指示書（図 5-2）が必要である．訪問看護指示書は，利用者やその家族の申し込みにより，かかりつけの医師（主治医）が診察に基づいて交付する．複数の医療機関にかかっている場合は，利用者や家族が主治医を選ぶ．

　主治医がいない場合は，訪問看護ステーションやケアマネジャー等に相談し紹介を受けることもできる．

　訪問看護指示書には2種類ある．訪問看護指示書は，主治医が期間（最長6か月）を決めて発行する．急性増悪等で病状の変化が大きい時には，特別訪問看護指示書（図 5-3）が交付されることがある．この場合，介護保険での利用者でも，指示の日から14日以内は，医療保険の訪問看護に変わる．特別訪問看護指示書は月に1回交付されるが，真皮を越える褥瘡の場合は月に2回交付することができる（2015年1月現在）．

### e）利用回数

　介護保険を利用する場合は，ケアマネジャーが居宅サービス計画または，介護予防サービス計画を作成し，その計画に基づいて訪問看護サービスが提供される．

　医療保険の場合は，週3日を限度として保険が適応される．急性増悪，退院直後で頻回な訪問が必要な場合は，特別訪問看護指示書が交付された日から14日以内は毎日訪問看護を行うことができる．またはがんの末期や難病等（厚生労働大臣が定める疾患等）の場合も週3日を超える訪問看護を受けられる．

### f）利用料

　介護保険の場合，利用者は利用料（1割）で訪問看護を受けられる（2015年1月現在）．

　医療保険では訪問看護に要した費用の3割が原則だが，70〜75歳の高齢者は，高齢者受給者証に記載された負担割合を支払う（1〜3割）．

## （2）皮膚・排泄ケア認定看護師と訪問看護ステーション看護師との協働

　急性期病院では，専門看護師や認定看護師などの専門性の高い看護師が配置されていることも多く，病棟の看護職が専門的なケアや判断に困った時には，こうした専門性の高い看護師に相談することができ，院内の看護師同士の連携が院内全体の看護の質向上に寄与している．家で療養する方ができるだけ長く在宅で過ごすため，同じように訪問看護師が病院や訪問看護ステーションに勤

(別紙様式16)

訪 問 看 護 指 示 書
在宅患者訪問点滴注射指示書

※該当する指示書を○で囲むこと

訪問看護指示期間(平成　年　月　日　～　年　月　日)
点滴注射指示期間(平成　年　月　日　～　年　月　日)

| 患者氏名 | | 生年月日 | 明・大・昭・平　年　月　日（　　歳） |
|---|---|---|---|
| 患者住所 | | 電話（　）　－ | |

| 主たる傷病名 | (1)　　　　(2)　　　　(3) |
|---|---|

現在の状況（該当項目に○等）

| 病状・治療状態 | |
|---|---|
| 投与中の薬剤の用量・用法 | 1.　　　　2.<br>3.　　　　4.<br>5.　　　　6. |
| 日常生活自立度 | 寝たきり度　J1　J2　A1　A2　B1　B2　C1　C2<br>認知症の状況　I　Ⅱa　Ⅱb　Ⅲa　Ⅲb　Ⅳ　M |
| 要介護認定の状況 | 要支援（1　2）　要介護（1　2　3　4　5） |
| 褥瘡の深さ | DESIGN分類　D3　D4　D5　NPUAP分類　Ⅲ度　Ⅳ度 |
| 装着・使用医療機器等 | 1. 自動腹膜灌流装置　2. 透析液供給装置　3. 酸素療法（　l/min）<br>4. 吸引器　5. 中心静脈栄養　6. 輸液ポンプ<br>7. 経管栄養　（経鼻・胃瘻：サイズ　　、　日に1回交換）<br>8. 留置カテーテル（部位：　　　　サイズ　　、　日に1回交換）<br>9. 人工呼吸器　（陽圧式・陰圧式：設定　　　　　）<br>10. 気管カニューレ（サイズ　　　　　）<br>11. 人工肛門　　　　12. 人工膀胱　　　13. その他（　　　　） |

留意事項及び指示事項
Ⅰ　療養生活指導上の留意事項

Ⅱ　1．リハビリテーション

　2．褥瘡の処置等

　3．装着・使用医療機器等の操作援助・管理

　4．その他

在宅患者訪問点滴注射に関する指示（投与薬剤・投与量・投与方法等）

緊急時の連絡先
不在時の対応法

特記すべき留意事項(注：薬の相互作用・副作用についての留意点、薬物アレルギーの既往、定期巡回・随時対応型訪問介護看護及び複合型サービス利用時の留意事項等があれば記載して下さい。)

他の訪問看護ステーションへの指示
（無　有：指定訪問看護ステーション名　　　　　　　　　　　　　　　）
たんの吸引等実施のための訪問介護事業所への指示
（無　有：指定訪問介護事業所名　　　　　　　　　　　　　　　）

上記のとおり、指示いたします。

　　　　　　　　　　　　　　　　　平成　　年　　月　　日
　　　　　　　　医療機関名
　　　　　　　　住　　所
　　　　　　　　電　　話
　　　　　　　　(ＦＡＸ)
　　　　　　　　医師氏名　　　　　　　　　　　印

事業所　　　　　　　　殿

**図 5-2. 訪問看護指示書**

(別紙様式18)

特 別 訪 問 看 護 指 示 書
在宅患者訪問点滴注射指示書

※該当する指示書を○で囲むこと

| 特別看護指示期間 | （平成　年　月　日　～　年　月　日） |
| 点滴注射指示期間 | （平成　年　月　日　～　年　月　日） |

| 患者氏名 | 生年月日　明・大・昭・平　年　月　日（　　歳） |

病状・主訴：


一時的に訪問看護が頻回に必要な理由：


留意事項及び指示事項(注：点滴注射薬の相互作用・副作用についての留意点があれば記載して下さい。)




点滴注射指示内容（投与薬剤・投与量・投与方法等）




緊急時の連絡先等


　上記のとおり、指示いたします。

平成　年　月　日

医療機関名
電　　話
（ＦＡＸ）
医師氏名　　　　　　　　　　　　　印

事業所　　　　　　　　殿

**図 5-3. 特別訪問看護指示書**

務する皮膚・排泄ケア認定看護師に相談し，一緒に訪問をすることができる．
「在宅患者訪問看護・指導料3」（訪問看護ステーションは「訪問看護基本療養費：専門性の高い看護師による訪問の評価」）は，専門性の高い看護師（褥瘡）が在宅患者に対して訪問看護を実施している訪問看護ステーションの看護師と連携し，同一日に患家を訪問しケアを提供することを評価するものである）．

### a）「**在宅患者訪問看護・指導料3**」の仕組みについて

「在宅患者訪問看護・指導料3」の算定要件および実施の流れについて簡単に説明する．

#### ①訪問依頼

訪問看護を行う訪問看護ステーション（病院・診療所でも可）の看護師Bさんから，他医療機関に所属する専門性の高い看護師Aさんに同一日訪問を依頼する．必要な患者情報は事前にBさんからAさんに提供する．

#### ②訪　問

AさんとBさんが同一日に利用者のお宅を訪問し，適宜連携して，看護または療養上必要な指導を行う．

#### ③記録，報告

Bさんは通常通り訪問看護記録を記載し，訪問看護報告書によって主治医へ報告を行う．Aさんは今後の継続看護のために，実施した看護に関する情報を手元に残す．

#### ④レセプト請求

Aさんの所属医療機関は診療報酬算定にあたり，専門性の高い看護師を配置していることを届け出る必要がある．レセプト請求の際には，利用者の基礎情報（氏名や保険記号・番号等）と算定する項目名（在宅患者訪問看護・指導料3，もしくは訪問看護基本療養費［専門性の高い看護師による訪問の評価］）および点数を記載する．

Bさんの所属する医療機関では通常通りの訪問看護療養費を請求する．

【沼田美幸】

## C. 栄養管理

褥瘡の発生・治癒と栄養状態との間の関係はいろいろと研究されている[1〜3]．また，低栄養が褥瘡のリスクファクターであることも広く知られている[4]．し

かし，他の栄養に関する根拠の多くがエキスパートオピニオンの域にとどまっているのと同様に，栄養的な介入が褥瘡の予防や治癒に与える影響という意味では明確な根拠は限定されている[5〜7]．しかしながら，筆者自身は栄養的な介入によって褥瘡が改善した例は多く経験しているし，褥瘡の管理に栄養サポートは必須だと考えている．特に蛋白質・エネルギー低栄養状態 protein energy malnutrition（PEM）で褥瘡を合併している場合には，高エネルギー，高蛋白の栄養補助剤の使用による栄養サポートは文献的にある程度の根拠がある介入[8]でもあり，経験的にも最も効果がある栄養的な介入である．したがって，褥瘡の栄養管理で最も重要なことは，PEM 状態にある患者を早期に見つけ，必要エネルギー量と必要蛋白量を把握し，それを満たすように栄養サポートを行うことである．本項では，褥瘡患者の栄養サポートについて，上記で示したPEM 状態の患者へのサポートを中心に，褥瘡ができた後の栄養管理についても述べていきたい．

### （1）栄養サポートの基礎

きちんとした栄養摂取ができていない場合，褥瘡のリスクが高まることはよく知られている[1, 4]．また，在宅医療の対象者の多くが高齢者で，高齢者が常に低栄養のリスクにさらされていることもよく知られた事実である[9]．在宅医療の現場で，「食欲がない」「このところ，急に痩せてねえ」などという話を聞いたら，すでに低栄養をきたしており，すぐにでも褥瘡を発症する可能性があると考えて診療をすすめる必要がある．また，同時に栄養的な評価を試みる必要がある．多くの褥瘡が低栄養を背景に発生することを考えると，患者がPEM の状態にあるかどうかを判断することは非常に重要なことである．**図 5-4**に栄養サポートの基本的な手順を示す．この図でのスクリーニングは，主観的包括的栄養評価 subjective global assessment（SGA）（**表 5-1**）や簡易栄養状態評価 Mini Nutritional Assessment（MNA®），佐藤らが開発したスリーステップアプローチ法などさまざまな手法を用いるほかに，上記で述べたような「急に痩せた」などの臨床上でのさまざまな情報をも含んでいる．

低栄養状態の指標にはさまざまなものがあるが（**表 5-2**），中でも対象者の体重を把握することが重要である．また，必要栄養量の決定などでは理想体重やHarris-Benedict（H-B）の式など，身長がその基準となっているものが多く，身長を把握することも重要である．褥瘡のリスクにさらされている人の多くが起立不能の状態であるが，工夫次第で身長体重の把握は可能である．寝たきり

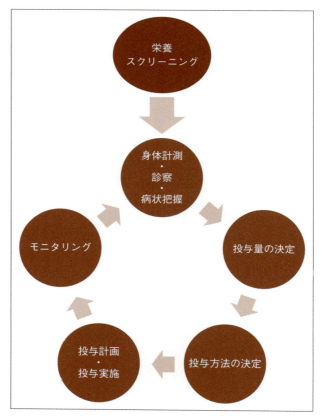

図 5-4. 栄養サポートの手順

の人の身長・体重の測定法については本シリーズ『在宅栄養管理』の巻に詳しく述べられている．

表 5-2 のような指標や，食事摂取量の低下から低栄養状態を疑った場合には，より詳細な栄養評価を行うこととなる．理想的には臨床経験のある管理栄養士に介入してもらい，専門的な評価と栄養サポート計画を立ててもらうことが望ましい（在宅医療に栄養士は必須である）．栄養サポートの手順（図 5-4）を細かく分けると以下のようになる．

a）身長・体重を把握する
b）摂取エネルギー量を把握する
c）必要エネルギー量，必要蛋白量を算出する

## 表 5-1. 主観的包括的栄養評価 subjective global assessment

| | |
|---|---|
| 1. 体重変化と身長 | 現在の身長　　　　　cm　　　体重　　　kg<br>最近 6 か月間での体重減少　　　　　　　kg　　　　％<br>最近 2 週間での体重変化　　増加／減少　kg |
| 2. 食事摂取量の変化（普段とくらべて） | 減少／変化なし　　　　　期間　　　　日<br>減少の程度<br>　　固形物を食べているが足りない<br>　　低カロリーの液体が中心<br>　　飢餓状態<br>栄養補助食品　なし／ビタミン／ミネラル |
| 3. 2 週以上続く消化管症状 | なし<br>吐き気<br>嘔吐<br>下痢<br>疼痛 |
| 4. 活動能力 | 問題なし<br>問題あり　　　　　　　　期間　　　　日<br>程度<br>　　仕事・家事がうまくできない<br>　　歩けるが仕事・家事はできない<br>　　寝たきり状態である |
| 5. 疾患とそれによるエネルギー需要 | 現疾患<br>Metabolic Demand<br>　　なし<br>　　中等度（肺炎など）<br>　　高度（熱傷，敗血症，重症外傷など） |
| 身体所見（0＝なし，1＝軽度所見あり，2＝所見あり） | 皮下脂肪の減少<br>浮腫<br>腹水<br>粘膜病変<br>皮膚，毛髪の変化 |
| SGA Grade | A：良好　　B：低栄養のリスク・中度低栄養　　C：高度低栄養 |

表 5-2. 低栄養の指標

|  | 低栄養の指標性 |
| --- | --- |
| 体重減少率 | 5%／月・10%／半年 |
| BMI | ＜ 18.5 |
| 血清アルブミン値 | ＜ 3.5g/dL |
| コレステロール値 | ＜ 160mg/dL |
| 総リンパ球数 | ＜ 800：高度の低栄養<br>800 〜 1,200：中等度の低栄養<br>1,200 〜 2,000：軽度の低栄養 |

d) ビタミン，微量元素の必要量を確認する
e) 実際に栄養をどのように摂るかを決め，介入する
f) 栄養サポートの効果をモニタリングする

　これらのことを医師や看護師だけで行うのは容易ではない．特に b) や e) に関しては栄養士抜きでは，正確さや栄養サポートの選択肢が狭くなってしまう．しかし，それ以外の部分では工夫次第で医師単独でも何とかできるものである．この時重要なことは，何 kcal 不足しているのか，何 g 足りないのかと，常に数字で把握（概数でもいいので）するように心がけることである．そうすることで，具体的な戦略が立てやすくなる．a)〜 f) を順を追って実際の栄養管理について解説しよう．

### (2) 褥瘡発生時の栄養管理の実際

　褥瘡の栄養管理で最も重要なことは，必要エネルギー量と蛋白量を確保することである．そして，さまざまな栄養素については成人の所要量を満たすことを目標とする．先にも述べたように，栄養管理については文献的な根拠は乏しい．以下，さまざまな文献などの知見を基に試行錯誤しながら確立してきた，私たちの在宅医療部で行っている栄養管理（**表 5-3**）について述べていく．

#### a) 身長・体重を把握する

　身長は，寝たきりの場合には膝高から推定する方法，メジャーで寝たまま測定する方法などがある．膝高からの推定は誤差が大きいことを知っておく必要があるが，やむを得ない場合には便利に使えるので Myers らの方法[11]と，杉山らの方法[12]を**表 5-4**にまとめておく．

　この際に浮腫の有無もきちんと見ておく必要がある．

表 5-3. 褥瘡発生時の栄養管理

| 必要エネルギー量 | H-B 式での BEE×1.2 の熱量　もしくは現体重×30〜35kcal/kg |
|---|---|
| 必要蛋白量 | 1.25〜1.5g/kg |
| ビタミン類 | 日本人の所要量 |
| 微量元素 | 日本人の所要量 |

（文献10）より）

表 5-4. 膝高からの推定身長の求め方

| 杉山ら | 男性 | 115.3＋（1.13×膝高）−（0.12×年齢） |
|---|---|---|
|  | 女性 | 123.9＋（1.20×膝高）−（0.40×年齢） |
| Myers ら | 男性 | 53.69＋（2.57×膝高）−（0.23×膝高） |
|  | 女性 | 69.1＋（2.11×膝高）−（0.22×年齢） |

b）摂取エネルギー量を把握する

経管栄養の場合には簡単に把握できるが，通常の経口摂取では工夫が必要である．例えば，家族やヘルパーに食事の前後で携帯電話などを用いて食事の写真を撮っておいてもらい，そこから摂取量を推定することができる．

また，体重の変化がわかれば摂取量のおおよその目安が付く．例えば3か月で3kgの体重減少があった場合，1kgの体重減少は 7,000 kcal のエネルギー不足におおよそ相当するので，1日あたり約 200 kcal の摂取量不足があると推定される．

通常の虚弱高齢者の経口摂取量は，経験上 1,100〜1,200 kcal 前後のことが多い．したがって，食事が半分になれば約 500 kcal の不足，2〜3割減であれば 300 kcal 前後の不足と考えても大きくは外れない．

c）必要エネルギー量・蛋白量を算出する

必要エネルギー量の推定式にはさまざまなものがあるが，低栄養状態にある場合やストレス下での栄養投与量を正確に推定することは困難であることを知っておく必要がある．その上で，初期投与量を Harris-Benedict（H-B）の式か，簡易法を用いて決定することが多い（表 5-5）．H-B 式でのストレス係数を褥瘡時にいくつにするかという問題であるが，私たちの施設では活動係数 1.0，通常の褥瘡であればストレス係数 1.2 で計算することが多く，褥瘡が深く大きい場合には 1.5 で計算し，おおむね問題なく経過している．また，簡易式であ

**表 5-5. 必要エネルギー量，蛋白量，水分量の推定法**

| 必要エネルギー量 | Harris-Benedict の公式<br>　　　男性：BEE＝66.47＋13.5W＋5.0H－6.76A<br>　　　女性：BEE＝655.1＋9.56W＋1.85H－4.68A<br>　　　　W＝体重 kg　H＝身長 cm　A＝年齢 year<br>　　　必要エネルギー量＝BEE×活動係数×傷害係数<br>活動係数：寝たきり＝1.2　歩行＝1.3<br>傷害係数：軽度感染症＝1.2　中等度感染症＝1.5　など<br>簡易法：重度の代謝亢進ストレス下ではこちらを用いる<br>必要エネルギー量＝体重×（25〜30） |
|---|---|
| 必要蛋白量 | 代謝亢進ストレス　　必要蛋白質量<br>　　　　　　　　　　（g/体重 kg/日）<br>なし　　　　　　　　0.6〜1.0<br>軽度　　　　　　　　1.0〜1.2<br>中等度　　　　　　　1.2〜1.5<br>重度　　　　　　　　1.5〜2.0 |
| 水分量 | 体重あたり 25〜30 mL |

Harris-Benedict 式の体重は現体重．IBW 比 20％以上の肥満者・るい痩者では下記の補正体重を用いる．
ただし低栄養など，低体重が問題となる場合（％IBW＜80％）では理想体重を用いる．
補正体重＝（現体重－理想体重）×0.25＋理想体重
理想体重＝身長×身長×22

れば現体重×30〜35 で求めるようにしている．蛋白量は褥瘡をきたしている場合には，蛋白制限を必要とする病態などがなければ 1.25〜1.5 g/kg/日を摂取することが望ましいとされている[10]．また，ある種の蛋白質のサプリメントが創傷治癒に有効であったとする文献もあり[13]，褥瘡時に蛋白摂取量は増加させる必要がある．

さらに，褥瘡からの喪失量を勘案する必要がある．多量の浸出液が褥瘡から毎日出ている状態では，早晩低蛋白血症となってしまう．実際に必要とされる蛋白質は
　必要蛋白量＝褥瘡からの喪失量＋通常の必要蛋白量
と考えてよい．

では実際の投与量であるが，腎機能障害がない場合，1.25 g/kg/日程度を必要蛋白量として目指すことが当面の目標となり，最低でも 1.0 g/kg/日を確保するようにしている．さらに褥瘡がある程度の大きさの場合には 1.5 g/kg/日を目指すようにしている．腎機能障害がある場合には 0.8〜1.0 g/dL 程度の負荷でとどめることが多い．この際の体重は理想体重である．

#### d）ビタミン，微量元素の必要量を確認する

　ビタミンCや亜鉛，銅，マンガンなどさまざまな微量元素が創傷治癒と関係している．場合によっては必要量の5〜10倍程度の投与が創傷治癒時には必要だとする文献もある．しかし，これらの微量元素やビタミンの投与が明らかに創傷治癒を促進するという明確な根拠は未だに得られていない．多くのガイドラインではルーチンの投与は推奨されていない．しかし，きちんと摂取量を評価し，足りない場合，もしくは足りないことが推測される場合には積極的に補充することを考える．その際にはビタミン剤の処方，各種サプリメントの利用なども含めて，少なくとも成人の必要量を最低限満たす必要がある[10]．

　また，亜鉛やビタミンの積極的投与が有効であったという論文も散見され[6]，症例によっては積極的投与を考慮することも患者が望めば悪くはない．

#### e）実際に栄養をどのように摂るかを決め，介入する

　把握した摂取エネルギー量・摂取蛋白量と上記で算出した必要エネルギー量・必要蛋白量の差が投与エネルギー量となる．経管栄養であれば，単純に投与量を増やせばよいが，経口摂取では簡単ではない．栄養士がいればいいが，在宅医療の現場で医師と看護師だけで行う場合には，栄養補助食品をうまく使うことが必要になる．

　例えば，今までの2/3程度の食事が摂れるのであれば250〜400 kcalの栄養剤（エンシュアリキッド®やラコール®など）を1日1本補助として処方する．その際には，ミネラルやビタミンが強化された栄養剤（エネーボ™など）の導入も考えるとよい．1/2程度しか食べられないのであれば一日2本に増やすところから始める．その際，ゼラチンで固めてプリン状にしたり，夏であれば凍らせてシャーベット状にしたりとさまざまな工夫も同時に家族に伝えるとよい．また，エネルギーだけを考えるのであれば，油をうまく使うことが効果的にエネルギーアップを図る手段となる．例えばマヨネーズの使用や揚げものなども効果的である．

　しかしながら，極端に摂取量が低い場合，例えば，必要エネルギー量が1,300 kcalであるのに，経口からの摂取エネルギー量がどんなにがんばっても300 kcal程度ということも少なくない．高齢者で摂取エネルギー量が極端に低い状態が続くと，嚥下障害や意識障害も出現してくる．そのことがさらに低栄養に拍車を掛けるという悪循環を生じる．したがって，できるだけ早期に摂取エネルギーを増加させる必要がある．

このように，家族ががんばっても摂取エネルギーが極端に非常に低い場合には，早期に栄養士を含んだチームアプローチでの介入が必要となる．食事内容の改善，介護環境の再アセスメント，口腔内の問題のアセスメント，薬剤の副作用の関与の有無などを検討する．栄養士，医師，看護師，歯科医師，歯科衛生士，ケアマネジャー，ホームヘルパー，家族が協働して，最良の策を練る必要がある．これらの努力をしても，必要エネルギーを摂れずにるい痩や低蛋白血症が進行する場合には，経管栄養などの方法を取るかどうかが問題となる．

### ①経管栄養・経静脈栄養の導入のタイミング

　私たちの在宅医療部では，さまざまな角度から検討を行い，対策を練って実行し1週間経っても，経口摂取量が500 kcal前後で推移しているような場合には，経管栄養，経静脈栄養の導入を考える．このような状況では脱水も併発していることがほとんどで，通常は受け入れやすい末梢からの経静脈栄養をまずは導入することが多い．5～10%糖質を含む補液剤であっても，1日1,000 mL前後の補液で200～400 kcal程度のエネルギーを経静脈的に投与できる．末梢からの補液を行いながら，それでも経口摂取量が改善しない場合には経管栄養の導入を本人・家族と話し合う必要が生じる．経口と末梢からの点滴を併用すると熱量としてはある程度保たれることが多く，本人・家族の意志決定を待つための繋ぎとしては有効な手段である．

　末梢静脈栄養を併用し，脱水が改善されても，経口摂取が増えない場合には，経管栄養の導入を家族と本人とともに検討する．導入については，本人・家族の人生観，価値観を十分に尊重し，本人・家族が正しく判断できるようきちんとした情報提供を行い，意志決定をサポートすることが医師のつとめである．

　もし，はじめから同意が得られれば，胃瘻を造設することが経口摂取を併用する場合には最良の選択であるが，本人も，家族も胃瘻造設には二の足を踏むことが少なくなく，そのような場合には期間を区切って，例えば1か月程度経鼻胃管を試みることも有用である．その際には，できるだけ細径の経鼻胃管を用いると違和感も少なく，経口摂取の併用もしやすい．

### ②経管栄養の実際

　褥瘡が経管栄養の患者にできてしまった場合には，上記で算出した必要エネルギー量・蛋白量を満たすように栄養剤の調整を行う．経口摂取と併用して経管栄養を行う場合には不足分を経管栄養で補うようにする．栄養剤は通

常は患者の負担を考え，保険収載品を使うことが多い．それぞれ栄養剤には特徴があり，アボットジャパンから出ているエネーボ™は微量栄養素，食物繊維も含めほぼ全ての栄養素について所要量を満たすことができ，大塚製薬工場から出ているラコール®FNは蛋白含有量が多く，褥瘡の場合には使いやすいなど，栄養剤毎に特徴がある．場合によっては組み合わせて使うことも有効である．

経管栄養患者の場合，投与量が増加すると投与時間の問題が出てくることも多く，その場合にはラコール®NFの半固形状の物が保険収載品として使用可能であるので検討するとよい．

また，特に仙骨部の褥瘡では，便による汚染が褥瘡の治癒を遅らせる場合が少なくない．経管栄養の場合，軟便になることが多く，褥瘡部の便の処理に難儀することがある．そのような場合には寒天による栄養剤の固形化が非常に有効な手段である．食物繊維が豊富な寒天を用いるためか，多くの症例で便が有形となり，しかも手で持てるような性状となることが多く，便が創に付着して困ることもなくなる．当院の在宅医療部では，仙骨部の褥瘡の場合，寒天による栄養剤の固形化を褥瘡が治癒するまでヘルパーや家族に続けてもらうことが多い．

③**経管栄養を導入しないという選択肢**

低栄養が進み，経管栄養の導入なしには褥瘡も治癒しないだろうし，命自体も危機に陥る，という状況で，経管栄養の導入については医師自身も悩むであろうし，家族から導入について難色を示されることも少なくないだろう．その場合には厚生労働省から出された，「人生の最終段階における医療の決定プロセスに関するガイドライン」[14]が参考になる．

家族も交えてチーム全体（医師，看護師，介護職）で話し合った上でそのプロセスをきちんと書面に残し，経管栄養を導入せずに，看取りを前提に治療やケアを進めていくということも考慮すべきである．在宅診療を行う医師は，経管栄養が必要な状況となった場合に，家族や本人には経管栄養を行わないという選択肢を提示すべきであると筆者は考えている．

f）**栄養サポートの効果をモニタリングする**

栄養管理において，モニタリングは必須の作業である．なぜなら，前にも述べた通り，必要栄養量が推定にすぎず，しかも寝たきり高齢者やストレス下にある場合には個人差が非常に大きく，モニタリングなしに適切な投与量を決定

できないという背景があるからである．

体重測定，AC（上腕周囲径），TFS（上腕三頭筋皮下脂肪厚），生化学所見では，血清アルブミンなどをモニタリングする．TFSは，測定者による誤差が大きく，同じ人が継続して測定することが望ましい．

医師のみで栄養管理を行わざるを得ない環境では，体重の把握と，血清アルブミン値の把握だけでもきちんと行いたい．体重は，デイサービスなどでの体重測定を依頼したり，入浴サービス時に体重測定を依頼したりとさまざまな手段を使って何とか把握することに努める．

血清アルブミンは当初は毎月，安定してくれば3か月毎の測定で十分である．半減期が3週程度なので，2～3週目には変化が見られることが多い．早く効果確認がしたければ，2週後でも参考にはなろう．

体重については最低限80％IBW（理想体重比80％以上）を確保するようにしたい．

褥瘡時には，高エネルギー，高蛋白の栄養管理が続くことになる．当然，褥瘡が治癒してくると必要栄養量もそれに応じて減少する．褥瘡が閉鎖傾向にあり，体重が理想体重にほぼ達しているような場合には，栄養量を減量する．また，寝たきりの患者の場合，理想体重以下であっても脂肪量が非常に増えてしまう場合もあり，％IBWで90％以上で，血清アルブミンが3.6 g/dL以上あれば投与量の減量を検討している．減量量は体重の増加量で推定し，体重が直前1か月で1 kg増加しているなら200 kcal減という目安で，100 kcal刻みで調整している．

褥瘡について，ビタミン，亜鉛，アミノ酸などのサプリメントがさまざまに取り沙汰され話題になることが多い．しかし，そういったサプリメントには残念ながら，質の高い根拠はなく，現状では副次的なものにすぎない．

褥瘡時の栄養管理で，最も重要なのは対象者が摂取している栄養量を把握し，そして，必要なエネルギー・蛋白量をきちんと算出し，不足量をきちんと患者が摂れるようにサポートするということである．その中心となるのは管理栄養士である．しかし，ほとんどの在宅医療の現場に管理栄養士の姿はないというのが実状であろう．経口摂取量が極端に少なく，褥瘡が発生した患者の栄養管理は簡単なことではないが，栄養士，医師，看護師，歯科医師，歯科衛生士，ホームヘルパー，ケアマネジャー，本人・家族が一丸となって取り組めば，不可能なことではない．

在宅医療の現場に管理栄養士がいる風景が当たり前になる日がくることを祈りつつ，本項を終わりたい．

**文　献**

1) Reddy M, Gill SS, Rochon PA：Preventing pressure ulcers：a systematic review. JAMA. 2006；296（8）：974-984.
2) Thomas DR, Goode PS, Tarquine PH, et al.：Hospital-acquired pressure ulcers and risk of death. J Am Geriatr Soc. 1996；44（12）：1435-1440.
3) Thomas DR：Improving outcome of pressure ulcers with nutritional interventions：a review of the evidence. Nutrition. 2001；17（2）：121-125.
4) Stechmiller JK, Cowan L, Whitney JD, et al.：Guidelines for the prevention of pressure ulcers. Wound Rep Reg. 2008；16（2）：151-168.
5) Langer G, Fink A：Nutritional interventions for preventing and treating pressure ulcers. Cochrane Database of Syst Rev. 2014 Jun 12；6：CD003216. doi：10.1002/14651858. CD003216. pub2 - See more at：http://summaries.cochrane.org/CD003216/WOUNDS_dietary-supplementation-for-preventing-and-treating-pressure-ulcers#sthash.r5MM8h6P.dpuf
6) Reddy M, Gill SS, Kalkar SR, et al.：Treatment of pressure ulcers：a systematic review. JAMA. 2008；300（22）：2647.
7) Royal College of Nursing and National Institute for Health and Clinical Excellence：The management of pressure ulcers in primary and secondary care. A Clinical Practice Guideline Final version June 2005, 2005.
8) 日本褥瘡学会編：褥瘡予防・管理ガイドライン．照林社，2009．
9) 杉山みち子他：高齢者の栄養状態の実態と栄養管理の意義．栄養—評価と治療．2000；17（4）：553-562．メディカルビュー社．
10) National Pressure Ulcer Advisory Panel, European Pressure Ulcer Advisory Panel and Pan Pacific Pressure Injury Alliance. Prevention and Treatment of Pressure Ulcers：Quick Reference Guide. Emily Haesler（Ed.）. Cambridge Media: Perth, Australia; 2014.
11) Myers SA, Takiguchi S, Yu M：Stature estimated from knee height in elderly Japanese Americans, J Am Geriatr Soc. 1994；42（2）：157-160.
12) 杉山みち子他：入院高齢者における身体計測の問題．栄養—評価と治療．1997；14（4）：51-57.
13) Lee SK, Posthauer ME, Dorner B, et al.：Pressure ulcer healing with a concen-trated, fortified, collagen protein hydrolysate supple-ment：a randomized controlled trial. Adv Skin Wound Care. 2006；19（2）：92-96.
14)「人生の最終段階における医療の決定プロセスに関するガイドライン」厚生労働省 平成19年（改訂平成27年）．
www.mhlw.go.jp/file/06-Seisakujouhou-10800000-Iseikyoku/0000078981.pdf

【小野沢　滋】

## D. 摂食嚥下障害への対応

### （1）摂食嚥下

摂食とは，食物を認識して食欲が起こり，口に運び，取り入れ，咀嚼により食塊を形成し，その食塊が口腔，咽頭を通り食道，胃へと送られていく一連の

動作である．この中で嚥下とは，食塊が嚥下反射により口腔から咽頭，そして食道へ送られる一瞬の動きをいう．嚥下反射の瞬間，口腔，咽頭，喉頭領域ではさまざまな動きが極めて協調的に起こる．先行期，準備期，口腔期，咽頭期，食道期のいずれかに障害がみられる場合を摂食嚥下障害という．摂食嚥下障害がある患者は，誤嚥性肺炎・窒息，脱水・低栄養のリスク，食べる楽しみの喪失という問題を抱え，意欲・活動性を低下させる深刻な問題であり，褥瘡ケアとも密接な関連がある．

"口から食べること"は，脳神経系，自律神経系，消化管の不随意運動による食物の消化・栄養吸収活動を行い排泄へと続く流れと，食欲，満腹，おいしさ，楽しみなど QOL に関わる多くの要素が含まれる．食事姿勢は，全身の筋肉のリラクセーションと適切な緊張，呼吸との協調に重要である．食事の場の雰囲気や団欒，視覚的要素や味覚，食品の温度感覚，食品のテクスチャー，臭覚などの食経験は，食欲や食行為，食べる機能を引き出す要因である．精神活動状況の変化による食欲不振への対応や配慮も必要である．

### (2) 虚弱・サルコペニア・栄養マネジメント

虚弱 frailty は，多くの生理機能が加齢により累積的に減退することで生じる老年症候群であり，ホメオスターシスの障害やストレス対応能の減少を伴う．虚弱サイクルは，高齢者が，社会的問題や精神心理的問題などさまざまな要因により活動量が低下し，さらに，食欲摂取量などが減少して低栄養を招き，加齢性筋肉減弱症 sarcopenia が惹起される流れとなっており，褥瘡ケアにおいても考慮しなければならない．摂食嚥下機能においても咀嚼筋群，舌機能にも出現する．ケア対象者に現れる「食欲減退」「食事摂取量の減少」「活動量の低下」「うつ症状の重度化」などをアセスメントして，栄養マネジメント，リハビリテーションを立案しなければならない．低栄養時に消耗の大きなリハビリテーションは避けるべきである．

栄養摂取経路については，経口摂取調整不要，経口摂取調整が必要，経管栄養＜経口摂取，経管栄養＞経口摂取，経管栄養のみなどを見きわめ，適切な機能評価をした上で，どこまでの対応を家族は希望するのか，多職種によるチームアプローチが必要である．

### (3) 在宅での摂食嚥下機能評価

摂食嚥下障害を疑う場合，誤嚥，窒息の有無，肺炎，発熱を繰り返す，脱水，低栄養状態がある，食事時間の遅延，食の好みの変化，食事中・後にむせや咳

が多い，嗄声がある，咽頭違和感や食物残留感がある，体重減少の場合は栄養摂取方法，摂取量が適切かどうかを評価する．どのような経過で現在の栄養摂取法になったかなどを問診する．

医療面接では，嚥下障害の発症時期，原因，部位，およびその程度を推定する．食物性状や姿勢，全身の可動域などから障害に対する患者の適応能力を把握する．口腔の視診や触診では嚥下に関与する神経群の障害の程度や各器官の形態や運動機能を評価する．

在宅での機能評価・検査の一部を以下に示す．

**a）喉頭挙上度検査**

嚥下の中で重要な喉頭挙上運動を空嚥下時の喉頭挙上量，挙上力で判定する．喉頭挙上量は通常は1.5〜2 cmで，1 cm以下は異常とみなす．喉頭挙上力は甲状軟骨の動きを手指で触知して判定する．

**b）反復唾液嚥下テスト repetitive saliva swallowing test（RSST）**

空嚥下を反復させ，嚥下反射の随意的な惹起能力を評価するスクリーニング法である．高齢者では30秒間に3回以上の反復が正常の目安となる．

**c）氷砕片飲み込み検査**

誤嚥が疑われる患者の実際の嚥下機能を評価するのに適する．氷砕片を嚥下させ，嚥下咽頭期の誘発，むせ，貯留の有無を評価する．氷砕片は冷刺激による嚥下咽頭期の誘発が期待でき，また患者が食塊の位置を自覚することができるため，機能評価や直接訓練として嚥下の導入としても適する．

**d）改訂水飲みテスト modified water swallowing test（MWST）**

3 mLの冷水を口腔内に入れて嚥下を行わせ，嚥下反射の誘発の有無，むせ，呼吸の変化から判定する．この際に頸部聴診法を併用するとよい．

**e）頸部聴診法**

食塊を嚥下する際に咽頭部で生じる嚥下音ならびに嚥下前後の呼吸音を頸部で聴診し，嚥下障害を判定する方法である．誤嚥や下咽頭の貯留を判定するスクリーニング法である．

**f）嚥下内視鏡検査 videoendoscopic examination of swallowing（VE）**

経鼻的に挿入した軟性内視鏡を用いて，鼻咽腔，下咽頭，喉頭を観察し，器質的異常の有無，鼻咽腔の閉鎖機能，食塊・唾液の貯留や誤嚥の有無，声門閉鎖の状態などを検査する方法である．貯留，咽頭侵入，気管内侵入など嚥下障害の診断に加え，代償法や嚥下機能賦活法の効果を判定する．

## (4) 摂食嚥下障害への対応

### a) 口腔ケアの重要性

　摂食嚥下は，食物などの食道への移送と同時に，誤嚥予防・気道保護として，食物などを気道へ入れないことも行う．気道保護の障害には誤嚥と窒息がある．多くは気道の防御反応で咳，むせが生じ排除されるが，嚥下反射，咳反射が低下すると誤嚥のリスクが高くなる．唾液や胃逆流物質が咳・むせなどの症状なしに微量吸引される不顕性誤嚥もあるので，発熱の既往や体重の変化なども含めた総合的な診断が必要である．

　口腔清潔の不良により，口腔の細菌などが気道感染を引き起こすということを強く認識しなければならない．歯の喪失や口腔機能が低下すると，咀嚼により，歯，義歯，歯肉，頬，舌の口腔粘膜を機械的に擦る口腔清掃，唾液の流出が減少する．口唇閉鎖の機能低下による食べこぼしや吹きこぼし，舌や頬の機能が低下すると口腔前庭や口腔底の食物をまとめることが困難になり，食物残渣がみられ舌苔，口蓋などの汚れが顕著となる．さらに口腔領域の知覚や運動の麻痺があると麻痺側に食物残渣が貯留しやすくなる．

　口呼吸や薬剤の影響を受け口腔内が乾燥すると，さらに唾液による自浄作用が乏しくなり，口腔が乾燥し舌苔や口腔粘膜上皮が剥離して，これに小唾液腺の作用などでゼリー状の汚れの付着も多く認められるようになる．食物残渣が多く停滞時間も長くなるとカンジダ症も多く認められる．

　口腔内の細菌は強固で多層の膜様構造のバイオフィルムを形成する．このバイオフィルムの除去効果が最も高い方法は，歯ブラシによる機械的清掃である．同時に歯肉への機械的刺激により歯肉炎や歯周炎の改善も期待でき，粘膜や舌への刺激が口腔の感覚，機能を高める効果もある．歯磨きによる口腔清掃は口唇・頬・舌などのストレッチを行う機能訓練にもなり，感覚刺激により唾液も分泌する．

　唾液，鼻汁，分泌物などの貯留物が口腔，咽頭，喉頭内に貯留しているとその部分の粘膜の知覚は鈍くなり，嚥下反射や咳嗽反射が減弱することが多い．このような場合，腹式呼吸，深い吸気の後に体幹・頸部を前傾させ，強い咳嗽あるいは強い呼気動作 huffing によって貯留物を排出させる．自身で排出，喀出困難な場合は，吸引も必要である．

### b) 歯科診療でのアプローチの重要性

　口腔疾患は，う蝕，歯周病，義歯の問題，口腔粘膜疾患，顎関節症，悪性腫

瘍などの多くの病変が含まれるが，それらが見過ごされ，放置され，また認知症などのため症状を伝えられない場合も多い．口腔疾患による炎症の疼痛，機能障害，また歯の動揺，歯の欠損，残存顎堤の器質的変化は，口腔機能の低下や障害，協調性，巧緻性，感覚に変化を与え，廃用の原因にもなる．そして摂食嚥下機能の低下や障害を引き起こし，栄養状態に影響を及ぼすことになる．

　義歯の役目は，失われた口腔の形態および機能を回復することである．嚥下時は，上下の歯は咬合し，咀嚼筋群が収縮することで下顎骨が挙上し固定される．歯がなく咬合できないと下顎が固定されず，舌骨の挙上が十分に行えず嚥下困難となる．また，口腔で食塊の形成・保持・移送も困難となり，誤嚥のリスクが増すことになる．義歯は単に咀嚼機能だけではなく嚥下機能にも重要な役割を担っている．障害に応じて顎補綴，軟口蓋挙上装置，舌接触補助床，嚥下補助装置 swallowaid などの特殊な装置での対応方法が必要なこともある．

　摂食嚥下訓練には，食物を用いずに行う間接訓練と実際に食物を用いて行う直接訓練がある．食塊の流れの調整，姿勢調節，食塊の量と運ぶペースの調整，食物の粘度の調整，摂食補助装置の使用などを含み，誤嚥・窒息などに十分注意し行う．食品物性を調整することは，食塊の通過時間を調節でき，流入と呼吸の協調に問題がある場合などの誤嚥の改善に有効な方法である．

**文　献**
- 才藤栄一，向井美恵監修：摂食・嚥下リハビリテーション 第2版．医歯薬出版，2007．
- 金子芳洋，向井美恵：摂食・嚥下障害の評価法と食事指導．医歯薬出版，2001．
- 道　健一，黒澤崇四監修：摂食機能療法マニュアル．医歯薬出版，2002．
- 平野浩彦，細野純監修：実践！介護予防　口腔機能向上マニュアル．財団法人 東京都高齢者研究・福祉振興財団，2006．

【新谷浩和】

## E．全人的対応

　褥瘡患者の多くは高齢者である．認知機能が低下している場合も少なくない．認知機能が低下していなくとも，コミュニケーション能力が低下している．「痛いかどうか」「苦しいかどうか」など限られた内容しかコミュニケーションをとることができないケースも少なくないのである．そのような現場において全人的対応というと，意味がないといわれるかもしれない．しかし，筆者は，在宅における褥瘡ケアの現場では，全人的対応が必要であると考えている．以下，

その点について触れていきたい．

**（1）なぜ褥瘡治療に全人的対応が必要なのか**

　病院で行われる褥瘡ケアと在宅での褥瘡ケアで最も異なる点は，家族や介護者への対応であろう．病院においては家族と褥瘡ケアには直接の関わりがないことが多い．ケアに対して質問することや，意見を述べることはあるかもしれないが，直接ケアに参加するわけではない．もちろん，病院スタッフから，ケアについての指導を受けることはあるかもしれないが，それも，傍観者的な立場であることが少なくない．しかし，在宅では状況が異なる．家族，あるいは介護者は直接褥瘡ケアに参加することになるのである．

　特に日常の体位交換，ズレなどの応力の防止には家族のケアが大きく影響する．時には，褥瘡創面の処置にも関わることがある．家族への教育が必要であるが，画一的な指導では在宅褥瘡ケアはうまく進まない．それぞれの家族の事情を考慮する必要がある．例えば，家族が仕事に出かけるため患者が日中独居になるケースを考えてみたい．このケースにおいて2時間おきの体位交換を指導しても，家族には実現が困難である．問題解決のためには，在宅スタッフの力が必要である．ケアマネジャーを介して，ホームヘルパーを導入し体位交換を行う．一方，認知症の周辺症状による暴言が原因となり，家族と患者の人間関係が崩れることもある．そのため体位交換が極端に少なくなり褥瘡が発生することもある．このような場合の対処には，認知症周辺症状のコントロールが必要となる．同時に家族の感情についても傾聴を行い，傷ついた感情を少しずつ癒していく必要も生じる．これらのケアは，褥瘡の創面のみを診ているだけでは行うことはできない．褥瘡のケアは，皮膚創面のケアのみならず，もともとの疾病の管理，栄養状態の管理，さらに上記のような認知症ケアも必要となることがあり，拘縮への対応は整形外科的な知識が必要なこともある．全科的な対応が必要であり，家族の心理面やナラティブ*への対応が必要であるとするならば，褥瘡ケアには全人的対応が必要といってよいのではないだろうか．

---

＊ナラティブ：narrative，「語り」あるいは「物語」と訳されることが多い．「語り部：narrator」が語る内容がナラティブである．例えば，「父が75歳の時に突然腰に激痛が走るようになった．さまざまな病院を受診したが，「単なる腰痛」と診断されるのみで，明らかな原因がわからなかった．その後，体を動かすことができなくなり，寝たきりとなっていった．父が寝たきりになったのは，若いころの激務での無理がたたり腰痛を引き起こしたためである．」という家族の話がナラティブそのものである．

### (2) 家族へのケア

在宅医療において家族は二面性を有している．すなわち，患者と苦痛をともにし，患者の代弁者である家族としての面と，ケアチームの一員としてケアの観察者であり，介護の大部分を供給する家族としての立場である．この二面性のため，家族は常にストレスを抱え込むことになる．もちろん，褥瘡を発症する多くのケースでは，認知機能低下を伴う寝たきり高齢者であるため，家族機能は後者の面，介護を行う家族としての面が常にクローズアップされてしまう．家族の介護力が，在宅褥瘡ケアにおいて必ず問題となることを考えても，それは明らかである．しかし，前者，すなわち患者と苦痛を共有する家族としての面を無視することはできない．私たちケアを行うものは，家族がこのようなストレスや矛盾に常にさらされていることを理解しながら，家族と相対する必要があるのである．このため，家族の感情は不安定であることが多く，時には涙などのカタルシスを必要とすることもある．

一方で，在宅褥瘡ケアにとって，家族介護力は必須な存在である．現実問題として介護保険の範囲内のケアのみでは，褥瘡予防をきちんと行うことすら困難であることが少なくないためである．この介護力を引き出すには，それぞれの家族の事情，患者と家族の歴史，現在の関係性など，いわばナラティブを考慮する必要が生じると考えている．患者との関係性が悪ければ，褥瘡ケアも劣悪なものになってしまうかもしれない．なぜ患者との関係がよくないのか，それぞれのケースで患者や家族のナラティブに耳を傾ける必要があるのである．これらのナラティブを理解し，配慮しながらケアを進めることが，在宅褥瘡ケアには求められるのである．

このような家族へのケアは全人的なケアといっても過言ではないと考える．

### (3) 今後の治療方針の選択を巡って

在宅褥瘡ケアの現場では，褥瘡のみを治癒させたからといって在宅ケアが終了するわけではない．患者のその後のケアをいかに進めていくのかが，常に大きな問題として提示されている．例えば，低栄養状態から寝たきりとなり褥瘡が発生した患者の場合，褥瘡が治癒したとしても，今後いかなる栄養介入を行っていくのかが問題となる．ASPENのガイドライン[1]によれば，栄養介入を行うのであれば，経静脈栄養または経管栄養かを選択することになる．消化管が機能していれば，経管栄養が選択され，長期の栄養介入が必要となれば，胃瘻や腸瘻を選択することになる．多くの栄養障害をもつ高齢者は胃瘻や腸瘻を選

択することになる．しかし，高齢者の栄養介入にはさまざまな意見があり，栄養介入を行うことによって，すべてのケースに劇的な改善が見込めるとは限らないのである．

それぞれのケースにおいて，どのようなケア方針を立てケアを続行していくのか，これは，患者本人，家族，関わる医療者や介護者の全人的な関わりの中からそれぞれの結論を導き出していくしかないのではないだろうか．

**文　献**
1) 松末　智：栄養療法の選択アルゴリズム．NST完全ガイド　栄養療法の基礎と実践，東口高志編，26-28，照林社，2005．

【鈴木　央】

## 2　局所的アプローチの基本戦略

在宅ケアにおける褥瘡局所的アプローチの基本戦略は，現在の日本においては，まだ完全には意見が統一されていないように思われる．例えば，創に対する消毒については，基本的には行わない方向で統一されているといってよい．ところが，創感染時に消毒薬を使用するか否かの対応においては，意見が分かれているのである．消毒薬を是とする意見からは，スルファジアジン銀（ゲーベン®クリーム）やポビドンヨード・シュガー（イソジン®シュガー），カデキソマー・ヨウ素（カデックス®）を創感染時に使用することを勧めている[1]．一方，すべての消毒薬が創に対してマイナスに作用するため使用するべきではないとする意見[2]もある．筆者のような褥瘡治療ウォッチャーの立場からすると，どちらだけが正しいと判断できる材料は現時点では揃っていないと考える．この分野における研究量はまだまだ少なく，高血圧や脂質異常症の治療に比べると，判断すべきエビデンスの量が圧倒的に不足しているためである．また現実問題として，この分野における信頼すべき前向き研究を行うことには相当な困難が予測される．局所治療の内容をブラインド化することが困難であること，褥瘡患者の全身状況が一定ではなく，ある局所療法を行ったとしても，それぞれの症例の全身状況に応じて創の治癒状況が異なってくる可能性が高いことなどがその理由として考えられるのである．

したがって，本項ではどちらの意見も無視するべきではないと考え，扱うこ

ととする.その上で,実際に治療を行う立場にある医療者がそれぞれの意見を選択するべきであろうと考える.

## A. 近年の褥瘡局所療法をめぐる状況

厚生省老人福祉局老人保健課が監修を行った「褥瘡の予防・治療ガイドライン」[3]は,1998年に刊行された.ガイドラインはある意味で画期的な教科書であった.ここで,新しくクローズアップされたことは,創洗浄の重要性,湿潤環境を維持することの重要性,そのために使用される創傷被覆材すなわちドレッシング材の存在であった.さらに,今まで褥瘡治療の中心であった外用薬を必ずしも使用せずとも褥瘡が治癒しうることが示されたことであった.

一方,2005年に刊行された日本褥瘡学会編「科学的根拠に基づく褥瘡局所治療ガイドライン」においては,軟膏療法の有用性が再評価された印象が強い[4].例えば肉芽形成を促進する外用薬は,アルミニウムクロロヒドロキシアラントイネート(イサロパン®外用散6%,ソフレットゲル®6%など),トレチノイントコフェリル(オルセノン®軟膏)については推奨度レベルB(行うように勧められる)(表5-6)となっている.しかし,ドレッシング材については,ハイドロコロイド,ポリウレタンフォーム,キチン,ハイドロポリマー,アルギン酸塩,ハイドロファイバーにおいて推奨度C1(行うことを考慮してもよいが,十分な根拠がない)にとどまり,エビデンスレベル(表5-7)としては外用剤に比べ低いものとなっている.

さらに2012年に改訂された褥瘡ガイドラインでは,肉芽形成が不十分で肉芽形成を促進させる場合に用いる外用剤として,2005年に推奨度Bであったアルミニウムクロロヒドロキシアラントイネートやトレチノイントコフェリルに加え,トラフェルミン,ポビドンヨード・シュガーが新たに推奨度Bとして加わっている.肉芽が十分に形成され創の縮小を図る場合に,銀含有ハイドロファイバー,アルギン酸Ag,アルギン酸塩が新たに推奨度Bとして奨励された.さらにいわゆる「ラップ療法」についても,在宅等の療養環境,褥瘡治療に十分な経験と知識を持った医師が使用すること,十分な説明の下に本人・家族が同意などの条件はあるが,その使用についてはC1という推奨度が認定された.

それでは,海外における褥瘡の局所治療はどのようになっているであろうか.海外においては,ドレッシング材を使用し湿潤環境を維持することは,褥瘡治

表 5-6. 推奨度

| | |
|---|---|
| A | 十分な根拠があり，行うよう強く勧められる |
| B | 根拠があり，行うよう勧められる |
| C1 | 根拠は限られているが，行ってもよい |
| C2 | 根拠がないので，勧められない |
| D | 無効ないし有害である根拠があるので，行わないよう勧められる |

(日本褥瘡学会：褥瘡予防・管理ガイドライン（第3版）．2012より)

表 5-7. エビデンスレベル

| | |
|---|---|
| I | システマティック・レビュー / メタ・アナリシス<br>ⅰ）ランダム化比較試験のみを対象とする<br>ⅱ）ランダム化比較試験，コホート研究，ケースコントロール研究を対象とする<br>ⅲ）ⅰ），ⅱ）以外を対象に含む |
| Ⅱ | ランダム化比較試験による |
| Ⅲ | 非ランダム化比較試験によるヒストリカル・コントロール試験，自己対照試験を含む |
| Ⅳ | 分析疫学的研究（コホート研究や症例対照研究による）<br>後ろ向きコホート研究，ヒストリカル・コントロール研究，時系列研究，自己対照研究を含む |
| Ⅴ | 記述研究（症例報告やケースシリーズ）による比較群のない介入研究，横断研究を含む |
| Ⅵ | 患者データに基づかない，専門委員会や専門家個人の意見 |

(日本褥瘡学会：褥瘡予防・管理ガイドライン（第3版）．2012より)

療の大きな原則となっている[5,6]と見受けられる．ドレッシング材としては，生食ガーゼ，ポリマーフィルム，ハイドロコロイド，ポリウレタンフォーム，アルギン酸塩，コラーゲン，これらを組み合わせた材料などがあげられている．

なぜ，日本においては，外用薬による局所療法が再評価されたのであろうか．これは，日本において皮膚欠損用創傷被覆材が，保険診療上3週間を限度としてしか請求できない点にあると思われる．すなわち，治癒までに数か月を要する褥瘡治療に対しては，治療の選択肢となり得なかったのが現状であったのである．

このような状況であったために，保険診療を行う医療機関にとっては，創傷被覆材を3週間以上使用することは困難であったのである．褥瘡治療に保険診療で対応するのであれば，外用薬を中心とした治療を行うほかはない．一方，保険診療外の治療であるが，鳥谷部らが提唱する開放性湿潤療法[7]を行うこともまた選択肢の1つとなるのである．この療法については，別項で解説して

いるので参照されたい（5章-4参照）.

　ところが，平成24年度（2012年）診療報酬改定では，在宅での療養を行っている通院困難な患者で，皮下組織に至る褥瘡（DESIGN分類　D3，D4，D5）を有する患者に対して使用した場合，あるいは在宅難治性皮膚疾患管理料を算定している患者に対して創傷被覆材を使用している場合，3週間を超えて使用してかまわないとの改訂が行われたのである．一方，入院あるいは外来の創傷被覆材使用は，やはり3週間が使用期間の限度のままということに据え置かれているのである．つまり，褥瘡治療における創傷被覆材は在宅でのみ長期に使用が可能となったのである．

　病院で行っていた治療法を在宅に持ち込んでも，うまくいくとは限らない．例えば，ガーゼにイソジンゲルを塗り，一日複数回の創処置を行う処置を在宅で継続させようとすると，家族が単独で行うとしたら，それは相当高いハードルになってしまう．その解決策としては，特別訪問看護指示書を作成し，訪問看護師に頻回に入ってもらうことである．医療保険で月に2回褥瘡が治癒するまで指示書を交付することができるので，大変便利な方法であるが，その分のコストもかかってしまうのもまた事実である．

　もし創傷被覆材を貼付し，数日ごとに交換することができるのであれば，家族の介護的，経済的負担を軽減させることもできるかもしれない．

　在宅では在宅なりのやり方があり，創傷被覆材の使用を巡っては今後病院と在宅の褥瘡治療は大きく方向性が異なっていく可能性が高いと考えられるのである．これらの点を考慮しながら，次項にてそれぞれの因子について具体的に論じてみたい．

## B. 褥瘡治癒にとって重要な因子

### （1）褥瘡の深さ

　褥瘡の深さは，褥瘡治癒にとって大きな因子である．真皮内にとどまる褥瘡（NPUAP分類　深度2度，DESIGN分類　深度D2）においては，治癒は潰瘍端のみならず，残存している毛孔より表皮が形成される．このため，早い段階で表皮が形成され治癒にいたる．

　一方，真皮を越え潰瘍が及ぶ褥瘡については，潰瘍底の環境が整い，十分な支持組織が形成されない限り表皮は出現してこない．したがって，深い褥瘡ではいかに炎症期を早く乗り切り，肉芽形成期にたどりつくのかがポイントとな

る．当然，治癒までに必要な時間は数か月を要することになる．

　炎症期の褥瘡は，浸出物，浸出液が多く，これらは細菌感染の温床になりやすい．このような浸出物や浸出液を取り除くこと，デブリードマンあるいは創洗浄が重要な意味をもつことになる．創洗浄は滅菌された水を使用する必要はなく，水道水で全く問題ないと思われる．

### (2) 湿潤環境

　褥瘡治癒にとって，湿潤環境がよいか乾燥させたほうがよいかという論争にはすでに決着がついているように思える．湿潤環境を維持することに対しての異論はほとんど聞こえてこない．ただし，湿潤環境の程度については，はっきりした基準がない．筆者の私見ではあるが，この湿潤の程度は「しとしと」程度が最も望ましいと考える．水分が多く「びちゃびちゃ」な状況では，周囲健常皮膚が浸軟し処置の際に傷つけ，褥瘡をさらに広げてしまう可能性がある．一方，強力な水分吸収能力をもつ創傷被覆材（ウレタンフォームやOpWTドレッシング）を用いた場合，浸出液が少なくなってくると創面が「からから」に乾燥してしまうこともある．これは創にとってよくない環境といえる．

　どのような創傷被覆材を用いたとしても，どのような薬剤を用いたとしても，この適切な湿潤環境の維持という点は褥瘡治療にとって重要な要素となると考えられる．つまり，適切な湿潤環境を得るために，適切な創傷被覆材や創面における薬剤使用方法を選択する必要があるのである．ここでいう創面における薬剤使用方法とは，薬剤を局所に接触させる方法を指す．ガーゼに塗りこみ，創面に貼付する方法が一般的であろうが，ここでも創面やガーゼが乾燥しないように，ポリウレタンフィルムでカバーするなどの方法を考える必要があると思われる．ガーゼは乾燥すると創面に強く貼りつき，ガーゼをはがす際にせっかく生じた肉芽を除去してしまう．肉芽形成が見られた後の乾いたガーゼ使用は極力避けるべきであろう．

　したがって，炎症期にある褥瘡に対しては，水分吸収能力の強い創傷被覆材，あるいはこまめに創の状態を観察しながら外用薬を使用するべきであろう．しばしば使用される薬剤は，カデックス®軟膏，ヨードコート®軟膏，イソジン®シュガー，ゲーベン®クリームといった抗菌作用をもった外用剤である．これらの薬はその基剤の吸水力に応じて使い分けることが，近年提唱されている．カデックス®軟膏やヨードコート®軟膏は吸水力が強く，浸出液が多い創に向く．またその保水性のため，創表面の湿潤状態を保つことが指摘されている．

一方，イソジン®シュガーはさほどの吸水能力をもたず，創表面の湿潤保持作用が比較的低いことから，過度に湿潤した創の水分を調整する時に用いられる．さらに，ゲーベン®クリームはクリーム剤の特徴としての創を湿潤させる効果が強いため，周囲皮膚が浸軟し傷つきやすくなることに注意すべきであろう．

　がん終末期や特別な状況の在宅患者以外の寝たきり高齢者には，訪問診療は基本的に週に3回までという制限がある．寝たきり高齢者において介護保険でまかなわれることの多い訪問看護は，週に1～2回であることが多い．この中で褥瘡患者の在宅ケアに対して特別訪問看護という手段が大きな支援策となった．平成24年の診療報酬において，真皮を越える褥瘡をもつ患者に対しては，従来の2週間までの特別訪問看護指示を大きく超えた月に2回までの特別訪問看護を医療保険で行うことが認められた．このため，それだけのマンパワーがあるステーションでは，1日2回の創処置でも関わることができるようになったのである．とはいえ，長期に及ぶ炎症期の褥瘡ケアを在宅において毎日複数回行うことは，人的にも経済的にも簡単なものとは言えない．このことから，感染を伴っていなければ，水分吸収能力の高い創傷被覆材を用い，2～3日に1回程度のドレッシング交換で対応することが，在宅における現実的な対応と考えられる．

　もし褥瘡からの浸出液があまりにも多く，上記のように，2～3日に1回の交換では対応しきれない時には，鳥谷部らの提唱するOpWTドレッシングも有用な選択肢の1つである．最も水分吸収能力が高く，安価で，交換が容易であるために，家族でも処置が可能である．

　それでも，創傷被覆材が褥瘡局所治療ガイドラインにおいて推奨度が低く評価されたのは，創傷被覆材のエビデンス量が少ないことが原因であろう．2001年発刊のクリニカル・エビデンス　第4版　日本語版[8]によると，褥瘡治療にとって有益である可能性が高い治療とは，空気流動用具すなわちエアマットレス（標準的なケアとの比較）のみであった．一方，親水（ハイドロ）コロイドによるドレッシング（生理食塩水液または次亜塩素酸液に浸したガーゼとの比較）は有益性不明との評価であった．ところが，2007年発刊のクリニカルエビデンス・コンサイス[9]によると，ハイドロコロイドドレッシング材（標準的なドレッシング材との比較）は有益である可能性が高い治療と評価されている．2007年までの間にエビデンスが集まり，ハイドロコロイドドレッシング材は有益である可能性が高いと評価されたことになる．

筆者の私見であるが，湿潤環境を維持する治療についてのエビデンスが不足しているのが現状であろう．実際に褥瘡治療の現場では，ランダム化比較試験を行うことは困難であると容易に予測がつく．また，治療結果は，局所治療のみならず，介護状況，栄養状態，原疾患の状況によっても大きく左右される．このような状況でエビデンスを収集することは決して簡単なことではないと考えられる．

### (3) 感染への対処
#### a) 褥瘡内の細菌についての問題

褥瘡は感染症であるという考えがいまだなくなってはいない．褥瘡面からの細菌培養を行うと何かしらの細菌が検出されることが多いためであろう．確かに褥瘡感染は褥瘡の治癒を遷延させ，時には褥瘡をさらに深く，大きくする可能性が高い．時には発熱を伴い，全身状態に大きく影響することが考えられる．しかし，細菌の混入と感染を混同する必要はないものと考える．細菌が創内に混入していたとしても，免疫反応による炎症反応が起き，発赤，腫脹，化膿，疼痛といった症候が出現していなければ，たとえ創内に細菌が混入していようと感染と考える必要はないのではないだろうか．

#### b) 感染褥瘡

感染褥瘡への基本的対応については，デブリードマンによるドレナージと抗菌薬の全身投与である．局所的に抗菌薬を使用しても，褥瘡深部で生じている感染に対して作用することはできない．このために，抗菌薬を全身投与するのである．

ここで問題となるのは，消毒薬を用いるかどうかである．カデックス®軟膏，ヨードコート®軟膏，イソジン®シュガー，ゲーベン®クリームの4種の外用薬がしばしば用いられている．一部からは，これらの消毒薬は肉芽形成を遅らせて，創の治癒を遷延させるという意見もある．一方，これらの薬剤を用いることによって多量の浸出液をコントロールすることが可能となり，褥瘡の炎症を抑え，肉芽形成を促進するとの意見もある．本書では，どちらの意見も尊重すべきであると考える．これらの薬剤を使用し炎症がコントロールできたと考えられるエビデンスは少なくない．これは無視するべきではない．一方，自験例の中では，これらの薬剤を使用せず，湿潤環境を維持し，浸出物を積極的に除く局所ケアのみで治癒に導くことができたケースも数多く経験しているためである．この点については，今後さらなる検討が必要であり，その上で，より

**表 5-8. 褥瘡急性期への対応**

・創の観察をできるだけこまめに行う（1週間から10日程度）
・創面の乾燥に注意
・可能な限り壊死組織，浸出物をデブリードマンする

**表 5-9. 炎症期への対応**

・浸出物をできる限りデブリードマンする
・浸出液を洗浄する
・創の湿潤環境が適切になるように創傷被覆材や薬剤の投与法を選択する
・応力や創にかかる圧に注意する
・必要であれば消毒薬の使用

在宅ケアにとって使いやすい方法を考慮するべきと考える．

### （4）褥瘡急性期における処置（表 5-8）

　褥瘡急性期，すなわち褥瘡が炎症期として安定するまで1～2週間は，こまめな創の観察が必要となる．最初のポイントはデブリードマンの必要性を考えることにある．皮膚の壊死を伴う褥瘡は，しばしば表面が黒色を呈し健常皮膚との境界が明瞭になる．この時にはデブリードマンの好機であると考えられる．患者はデブリードマンを行っても痛みを訴えることはほとんどなく，出血も少ない．もし，周囲健常皮膚との境界が明瞭ではなくぼやけているようであれば，明瞭になるまで，経過を見ることが多い．さらに，一期的にデブリードマンを行わず，段階的に行うことで，出血の危険を軽減できるとの指摘もある．

　デブリードマンを行わなくとも，湿潤環境が保たれていれば，壊死した皮膚組織は自己融解し，やがて消失するという意見もある．しかし，壊死した皮膚組織は細菌にとって非常に環境の良い培地となりうる．ひとたび感染が生じれば，創が深く大きく拡大する可能性が高くなり，患者の全身状態が悪化する．そして褥瘡の治癒がさらに遠いものになると考えられる．感染のリスクを最小限にすることを目的に，戦略的にデブリードマンを行うべきであると考えられる．

### （5）炎症期の褥瘡に対する処置（表 5-9）

　急性期が終了すれば，褥瘡の炎症期という病期に入る．炎症期は浸出液や浸出物が多く，感染を併発しやすい．前述のように感染は褥瘡治癒の遷延因子のみならず，褥瘡の悪化，拡大因子であるため，極力感染を起こさないようにす

**表 5-10. 肉芽形成期の対応**

- 浸出物をできる限りデブリードマンする
- 浸出液を洗浄する
- 創の湿潤環境が適切になるようにコントロールする
- 肉芽形成を妨げる因子を除外する
- 乾いたガーゼを創面に固着させない
- 肉芽形成を促進する薬剤を使用する

ることが重要な意味をもつ．このため，感染源となりうる浸出物や過剰な浸出液はできる限り除去することが望ましいということになる．

日本褥瘡学会の意見では，この時期には，スルファジアジン銀（ゲーベン®クリーム）やポビドンヨード・シュガー（イソジン®シュガー），カデキソマー・ヨウ素（カデックス®）を使用することによって，炎症を制御することができるとしている（推奨度 B）．また，推奨度が落ちる（推奨度 C1）もののフラジオマイシン硫酸塩・トリプシン（フラセチン・T・パウダー®など），ポビドンヨード，ヨウ素軟膏（ヨードコート軟膏®），ヨードホルムを用いてもよいという新たなエビデンスが紹介されている．一方，ラップ療法を支持する意見では，このような消毒剤は使用するべきではないとしている[2]．現状では，この時期を乗り越えるための基本は，洗浄とデブリードマンであり，炎症制御のためにこのような外用剤を使用するのは，どうしても必要な場合のみにとどめることが共通の意見であろう．なぜなら，このような消毒的に作用する外用薬が，肉芽の発生も抑えてしまうことは，両者の共通の意見であるためである．

また，この時期にはポケットも合併しやすい．ポケット形成には「ズレ」や介護時の引きずりによる応力も問題になることがある．また，創傷被覆材を必要以上長期に貼り続け，内部に浸出液が溜まることによって内部の圧力を高めてしまう可能性もある．創傷被覆剤の貼付期間については注意を要すると思われる．

### （6）肉芽形成期の褥瘡に対する処置（表 5-10）

炎症期を乗り切ると創の一部から肉芽が出現してくるようになる．肉芽はさらに増え，やがて創面を覆う．この時期を肉芽形成期とする．肉芽形成期においても創処置の基本方針は変わらない．浸出物を除去し，創面に適切な湿潤環境が得られるように，コントロールを行うことである．もちろん，この時期に

表 5-11. 表皮形成期の対応

・適切な湿潤環境を維持する
・表皮形成を妨げる因子を除外する
・表皮形成を促進する薬剤を使用してもよい

は浸出液は炎症期に比べ減少することが多く，管理はさほど困難ではなくなることが多い．しかし，古い浸出物の除去が遅れると感染が生じ，容易に炎症期に戻る可能性があり，ここでもこまめな創面観察が必要とされる．

この時期にアルミニウムクロロヒドロキシアラントイネート散剤（イサロパン®外用散6％など），トレチノイントコフェリル（オルセノン®軟膏），トラフェルミン（フィブラスト®・スプレー），ポビドンヨード・シュガーが肉芽形成を促すことが報告されていて，日本褥瘡学会ではこれらの薬剤を使用することを推奨度B（行うように勧められる）としている．また，アルプロスタジルアルファデクス（プロスタンディン®），リゾチーム塩酸塩（リフラップ®軟膏等），ブクラデシンナトリウム（アクトシン®軟膏）が推奨度C1（行うことを考慮してもよいが，十分な根拠がない）とされている．これらの薬剤を使用する場合でも，基本は湿潤環境の維持と浸出物や浸出液の除去であることには変わりないものと思われる．また，この時期には肉芽形成を妨げると言われている消毒的に作用する外用剤（スルファジアジン銀，カデキソマー・ヨウ素など）の使用は必要最小限にする方針は維持するべきであろう．

肉芽形成が不十分で臨界的定着（感染には至らないものの創内に細菌が増えて創の治癒遷延をきたしている状態）が疑われる場合には使用してもよいとするエビデンス（推奨度C1）が出ている．また，同様な臨界的定着が疑われる肉芽形成が不十分な創に対しては，銀含有ハイドロファイバー（アクアセルAg®，アルギン酸Ag（アルジサイト®銀））を用いてもよい（推奨度C1）とされている．

### （7）表皮形成期の褥瘡に対する処置（表5-11）

この時期になると浸出物はほとんど生じることはなくなり，浸出液も少量となる．この時期に水分吸収能力の高い創傷被覆材を使用していると，創が乾燥し，創の治癒を妨げることがあるために注意が必要である．このような場合は，より吸水力の低い創傷被覆材を使用すればよい．したがって，ハイドロコロイドドレッシングで十分な湿潤環境を維持することができると考えられる．

表 5-12. ポケット形成時の対応

・ポケットを切開し開放する
・ポケット内をドレナージする
・ポケット内にトラフェルミン散布してもよい
・ポケット内陰圧維持は在宅では困難だが不可能ではない

この時期にブクラデシンナトリウム（アクトシン®軟膏）を使用することを勧める意見もあるが，明らかなエビデンスは認められない．一般的に考えれば，この時期は治癒過程の最終段階であり，創の完全閉鎖までに要する時間の違いはあるのかもしれないが，感染などの突発事態がない限り治癒へと向かうものと考えられる．

**（8）ポケット形成褥瘡への対応**（表 5-12）

ポケット形成褥瘡はしばしば難治性の褥瘡となり，対応に難渋することが少なくない．ポケット内の炎症は改善しにくく，肉芽形成が起きにくい．さらに創内の圧が高まることや，ズレによる応力が加わることでポケットがさらに拡大しやすいという問題点がある．

ポケット内の炎症については，浸出物や浸出液の除去がスムーズにいかず，貯留し，しばしば感染源となる可能性が指摘されている．このため，ポケット形成時は，創面の洗浄が第一の課題である．浸出液が多ければポビドンヨード・シュガー（ユーパスタ®，イソジン®シュガーなど）を用いるが，少しでも肉芽形成があればトラフェルミン（フィブラスト®スプレー）を用いてもよい．さらに，浸出液が少なければ，トレチノイントコフェリル（オルセノン®軟膏）を用いてもよい．さらに，アルギン酸塩（カルトスタット®，ソーブサン®など），ハイドロファイバー（銀含有製剤を含む）（アクアセル®，アクアセル®Ag），アルギン酸 Ag（アルジサイト®Ag）を用いてもよい（いずれも推奨度C1）．

また，ポケット内を陰圧に保つことによって，ポケットを早期に閉鎖させることができるという治療法[10]がある（5 章-5 参照）．確かに褥瘡周囲にかかる圧はこのポケットの形成，拡大と大きく関わる．したがって，これらの治療のほかに，介護に伴う応力に注意を払う必要があり，局所の処置のみに目を向けていては対応できないことがある．

表 5-13. 局所療法の 3 原則

| 湿潤環境の維持 | ドレッシング材の使用<br>　　OpWT ドレッシング（ラップ療法）も含まれる |
|---|---|
| | 吸水力によって使い分け |
| | 周囲健常皮膚への配慮<br>　　清潔環境の維持<br>　　吸着材を頻回に張り替えることは避ける |
| 組織障害性のある薬剤・材料を極力使用しない | 消毒は必要最小限<br>　　感染時には抗生剤全身投与 |
| | ガーゼをできるだけ使用しない<br>　　特に肉芽形成後<br>　　どうしてもガーゼが必要な場合はシリコンガーゼを代用 |
| 創の洗浄，浸出物の除去 | 洗浄は水道水（微温湯）で可．ある程度の圧力で洗浄 |
| | 壊死組織，浸出物は積極的にデブリードマンする |

## C. 褥瘡局所治療の 3 原則 （表 5-13）

今まで述べてきたさまざまな状況に対する処置の基本方針からは，褥瘡の病期を問わず，共通の因子が浮かび上がってくると思われる．

### (1) 湿潤環境の維持

まずは，創傷被覆材の使用による湿潤環境の維持が必要と考えられる．この創傷被覆材の中には OpWT ドレッシング[*1]および旧ラップ療法[*2]も含めて考えて問題はないものと考える．なぜならその原理は，湿潤環境の維持と浸出液をドレナージすることによる創傷治癒機転であり，なんらドレッシング材と変わるところはないからである．問題は吸水力によって使い分けを行うことである（図 5-5）．例えば，浸出液が少なくなった表皮形成期の褥瘡には，OpWT ドレッシングは吸水力が強すぎて向かない．創を適切な湿潤環境に保つことが必要と考えられる．

---

[*1] 本項では OpWT ドレッシングとは穴あきポリエチレンにて紙オムツを包んだもの，あるいはそれを商品化したモイスキンパッド®を指すこととする．
[*2] 本項では旧ラップ療法とは，多数の切れ込みを入れた食品用ラップを創面に接触させ，染み出した浸出液を紙オムツで吸収する治療を指すものとする．ほとんど原理的には同様と考えられる治療に，創面にシリコンガーゼをあて，その上から吸水パッドで浸出液を吸収させる治療法がある．

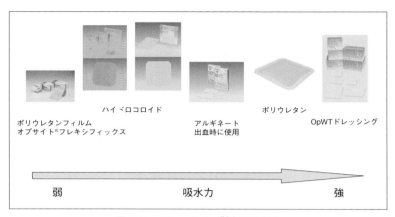

図5-5. ドレッシング材の吸水力

　また浸出液が多量である炎症期の褥瘡に対して，吸水力の弱い創傷被覆材を使用することも注意する必要がある．浸出液を十分にドレナージすることができず，周囲皮膚が浸軟し傷つきやすくなる．さらに過量の浸出液が感染源となる可能性も考えられる．

　さらに考えなければならないことは，周囲の健常皮膚への配慮である．過量の浸出液により浸軟する可能性については前述したが，吸着力の強い被覆材を繰り返し皮膚に貼付することは，健常皮膚の障害の一因となる．頻回に吸着材を使用した創傷被覆材を貼り替えることは，可能な範囲で避けるべきであろう．

**（2）組織障害性のある薬剤・材料を極力使用しない**

　次に考えるべき問題は，組織障害性のある薬剤をなるべく使用しないことであろう．非感染創への消毒はほとんど意味がなく，むしろ組織障害性があることから必要がないことは，共通の認識であると思われる．一方，褥瘡の炎症期に対して，スルファジアジン銀（ゲーベン®クリーム）やポビドンヨード・シュガー（イソジン®シュガー），カデキソマー・ヨウ素（カデックス®）といった消毒能をもつ薬剤を使用することについては，組織障害性より有益性が上回るとする意見もある[1]．一方では，このような薬剤はあまり意味がないとする意見もある[2]．意味がないとする意見にはエビデンスが少ないものの，現実にはこれらの薬剤を用いなくとも治癒する褥瘡が少なくないことから，これらの薬剤がないからといって褥瘡治癒が不可能であるとは言いがたい．また，これらの薬剤を使用して褥瘡が治癒した確かなエビデンスがあるため，これらの薬

剤が無効ということもまたできないと考えられる．結局は必要な時期に必要なだけこのような薬剤を使用することに尽きるのではないだろうか．特に肉芽形成期以降のこのような薬剤の使用は，最小限度にとどめるべきであると考えられる．

　発赤，腫脹，熱感，疼痛の感染徴候を伴った感染褥瘡については，局所における消毒薬の使用よりも抗菌薬の全身投与が第一選択であると思われる．抗菌薬を創に直接使用することにはほとんど意味がないことも，共通の見解であると思われる．

　同様に議論されるべき問題は，ガーゼの使用である．確かに乾燥したガーゼは創に固着し創内部をより傷つける可能性がある．一方欧米では生理食塩水などで湿潤させたガーゼがよく使用されている．創傷被覆材に比し有用であるとはいえないものの無効であるとの評価はされていない[5]．要するにガーゼが創に固着する現象を避けるべきなのであろう．したがって，外用薬を創面に使用したい場合など，どうしてもガーゼを使用しなければならない状況である場合は，創面をシリコンガーゼで覆い，その上で薬剤を塗布したガーゼをあてること，さらにそのガーゼを二次ドレッシングすることが推奨される．シリコンガーゼは創との固着を防ぎ，薬剤を塗布したガーゼはやがて薬剤と浸出液で湿潤するものと考えられるからである．

**(3) 創の洗浄，浸出物の除去**

　最後に論じるべきは，創の洗浄と浸出物の除去の問題である．何回か述べているように，この問題についての異論は少ないと思われる．洗浄は水道水（微温湯）で可．ある程度の圧力で洗浄し浸出物も除去する．もちろん壊死組織，固着した浸出物は積極的にデブリードマンを行うことである．これらの過量で時間が経った浸出液や浸出物は感染の原因となりうるためである．しかし，きちんと洗浄が行われていれば，褥瘡慢性期に発赤，腫脹，熱感，疼痛を伴った感染を合併することはほとんどないと考えられる．

## D. 在宅において使用しやすい方法とは

　本項では在宅における褥瘡治療について論じている．そのため在宅で可能な局所治療の方法論についても言及したい．

　まず1日に数回の褥瘡処置は在宅では避けるべきである．家族が行えばよいとの意見もあるが，すべての家族がこのような処置を行えるとは限らず，家族

の負担を増やし，家族を疲弊させることにつながりかねない．したがって，在宅褥瘡処置は1日1回以内で，医師や看護師が処置をする必要がある．また，現行の法律ではホームヘルパーがこのような創の処置を行うことは禁じられている．

さらに考えるべきことは，医師や看護師が毎日訪問できるとは限らないことである．がんや呼吸器を装着したケースでは毎日の訪問は保険請求が可能であるが，認知症や脳血管障害による寝たきり高齢者では，医師の訪問，看護師の訪問は基本的に週3回が限度である．さらに訪問看護を介護保険で行うこととなれば，訪問看護の回数は他の介護サービスの使用状況によって，さらに制限される．深い褥瘡を有した患者の訪問看護は，特別指示のもと医療保険で行うことを考慮するべきである．

したがって，在宅での創処置を毎日行うことは困難で，2日に1回程度の頻度の処置で結果を出す必要がある．このためには，褥瘡急性期から炎症期，肉芽形成期にかけては水分吸収能力が優れた創傷被覆材（OpWTドレッシングを含める）を使用するほうが，効率的であるといえる．

もちろん外用薬の処置でも数日おきに行うことは問題ないと思われるが，浸出液が多いケース，浸出液によって薬剤が溶け出し，周囲皮膚への刺激となるケースでは毎日創の状態を観察したほうが望ましいと考えられる．

このように，在宅においては創傷被覆材を使用することが在宅の条件にかなった治療法であるといえる．かつては，創傷被覆材の使用期限が通常2週間，長くても3週間までとする保険請求上の規制があった．しかし，2014年の診療報酬改定では，真皮を越える褥瘡については，在宅での創傷被覆材の使用については制限が撤廃された．

一方，創傷被覆材のコストについても問題があると考える．今まで述べてきたように，褥瘡治療には基本的に消毒が必要ない．したがって，少なくとも褥瘡治療の現場においては，創傷被覆材が一枚一枚滅菌処理されている必要はないのである．したがって，少なくとも褥瘡に使用する創傷被覆材はそのコストをさらに下げることができると考えられる．

在宅での褥瘡治療は，全体を見渡すと，まださほど意識が高まっていないかもしれない．しかし，専門ナースと一緒に訪問介護を行うことや，在宅褥瘡チームを作ることなどの環境が整備されつつある．これから褥瘡治療をめぐる環境は大きく変化していく可能性を秘めている．関係各所の今後の努力に期待したい．

## 文　献

1) 日本褥瘡学会編：科学的根拠に基づく褥瘡局所治療ガイドライン．88-101, 照林社，2005.
2) 夏井睦：創傷治療の常識非常識「消毒とガーゼ」撲滅宣言．7-20, 三輪書店，2004.
3) 厚生省老人保健福祉局老人保健課監修：褥瘡の予防・治療ガイドライン．付録／褥瘡の予防・治療指針策定のための研究報告書，照林社，1998.
4) 日本褥瘡学会編：科学的根拠に基づく褥瘡局所治療ガイドライン．照林社，2005.
5) George B：Pressure ulcers, a clinical review. Rehab management. 2008；21（10）：16-19.
6) Chang KW, Alsagoff S, Ong KT, et al.：Pressure ulcers-randomised controlled trial comparing hydrocolloid and saline gauze dressings. Med J Malaysia. 1998；53（4）：428-431.
7) 鳥谷部俊一：これでわかった！褥瘡のラップ療法　部位別処置事例集．三輪書店，2007.
8) 日本クリニカル・エビデンス編集委員会編：クリニカル・エビデンス　第4版　日本語版．1272-1280, 日経BP社，2001.
9) 葛西龍樹監訳：クリニカルエビデンス・コンサイス　issue16　日本語版．1316-1323, 医学書院，2007.
10) Evans D, Land L：Topical negative pressure for treating chronic wounds（Cochrane Revie）. In：The Cochrane Library；Issue3. 2003.

【鈴木　央】

# 3 局所的アプローチの実際

## A. 褥瘡対処の実例

### (1) 適切なケアの継続により少ない往診回数で治癒した例

在宅での褥瘡治療においては頻繁に往診ができれば言うことはないが，実際には困難である．少ない往診回数で治癒させることができた例を示す．

#### 症例1

80代女性．進行性核上性麻痺のため寝たきりとなる．肺炎で入院中に褥瘡発生．胃瘻が造設されている．自宅の離れで嫁が中心になって介護を行っていた．

#### ①局所および皮膚の評価

仙骨部：12.5 cm×7.4 cm，D3-E6s12I3g3N3P9：36（図5-6），右坐骨部：8.0 cm×3.7 cm，D3-E6s8I3g1N3p0：21．創部の発赤や腫脹はないが，創面からの浸出液が多く悪臭があった．仙骨部のポケットはそれほど大きくなかったが，創面にガーゼの圧痕を認め，肉芽のあちこちに小さい壊死が点在するなど，除圧が不十分であることがうかがわれた．右胸と左足背に水疱形成とびらんがみられ，水疱性類天疱瘡の合併を疑った．

②**局所治療について**
　上記をふまえて十分な洗浄を指示し，カデキソマー・ヨウ素（カデックス®）軟膏とトラフェルミン（フィブラスト®）スプレーを併用した．局所治療においては薬剤の選択も重要だが，創面に何をあてるかもまた重要である．水疱性類天疱瘡疑いのため，テープ類の皮膚への貼付は禁忌と考えられた．介護の簡略化も考えて薬剤外用後は尿取りパッドを直あてし，オムツでカバーした．

③**体位交換・ポジショニングについて**
　自動体位交換機能つきのエアマットを導入した．四肢の拘縮もみられたため，ビーズクッションなどの購入を指示した．初診時に訪問看護師に同席していただき，詳しく指導した．

④**その後の経過**
　初診時の細菌培養ではMRSAを検出したが全身的には問題なく，上記の局所治療開始後，浸出液がすみやかに減少，悪臭も消失したため抗菌薬による治療は行っていない．また，その後の血液検査にて血清中の抗BP180抗体を検出し，水疱性類天疱瘡の合併を確認したが，軽症であるためステロイド内服などの全身治療は行わなかった．褥瘡については仙骨部・右坐骨部ともにきわめて順調に改善し，途中1か月後に往診を行ったが，それ以外は家族・訪問看護師によるケアのみにて治癒した．
　外用薬は創部の状況によって変更していくことは常識であるが，創部が改善を続けている場合はあえて変更する必要はないと考える．この例でも最終的にはカデキソマーヨウ素は不要であったかもしれないが，改善を続けている＝創傷治癒の邪魔はしていないと考え，継続したまま治癒に至った．

⑤**振り返って**
　幸い全身状態が安定していて最低限の栄養が摂れていたためもあり，除圧と適切な局所ケアによって大きな褥瘡を少ない往診回数で治癒させることができた．往診を行っていない間は訪問看護師に写真を撮ってメールで送ってもらっていた．経過写真の**図5-6**は筆者，**図5-7**と**図5-8**は訪問看護師による撮影である．筆者は往診の専門医ではなく，日常の外来診療で多忙であるために往診に多くの時間を割くことはできないが，褥瘡においては医師の直接的な治療がなくても，的確な治療とケア方法を確立しておけば治癒させることができると考えている．

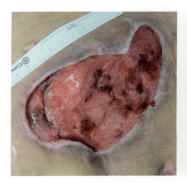
図 5-6. 初診時仙骨部

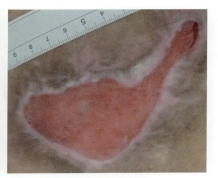
図 5-7. 2 か月後

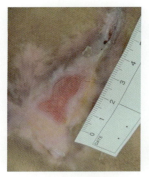
図 5-8. 5 か月後

### (2) 抗凝固薬内服中のために病院で切開を行った例

　在宅でもポケットの有無は褥瘡の予後に大きな影響を及ぼす．深いポケットや被蓋部の厚い場合などは在宅での切開は危険であるとの指摘がある．

**症例 2**

　70 代男性．転落事故による脊髄損傷．意志の疎通は可能，ワルファリン内服中．主たる介護者は妻で，精神的にも全面的に依存しているように見受けられた．

**①局所評価と局所治療について**

　D3-e3s6i0g1N3P24：37（図 5-9），頭側に向けて深いポケットがあり，このまま在宅で保存的治療を続けても長時間かかると推測されたため入院加療を提案したが，患者本人が在宅での治療を望んだために入院は断念した．ポ

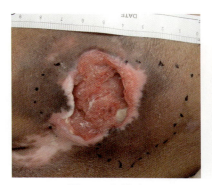
図 5-9. 初診時

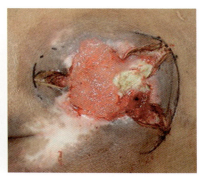
図 5-10. 1 か月後，切開直後

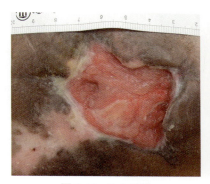
図 5-11. 3 か月後

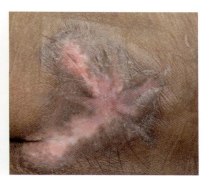
図 5-12. 8 か月後

ケットが深く，切開の適応と考えたが抗凝固薬を内服中でもあったため在宅で切開することがためらわれ，患者に必要性を説明した上で病院を受診して（入院せず）切開し，十分な止血を確認して帰宅した（図 5-10）．切開前はトレチノイントコフェリル（オルセノン®）軟膏，切開後一時的にカデキソマーヨウ素を単独で使用，以後カデキソマーヨウ素とトラフェルミンを併用した．体を動かす際に，麻痺した四肢の痛みを強く訴えポジショニングに苦労したが，クッションを多数使用して対処した．褥瘡は比較的順調に改善し（図 5-11），閉創した（図 5-12）．

②振り返って

入院の適応と思われるケースは多いが，在宅ではしばしば「手術したくない」「入院したくない」という療養者に遭遇する．この例でも以前の入院生

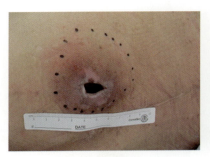
図 5-13. 初診時

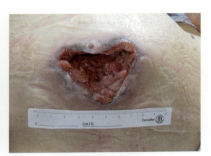
図 5-14. 切開後

活にあまりよい印象をもたず，在宅での治療を強く希望された．医療者側の立場，考えによってもどう対処するかは変わってくる．在宅では保存的治療に固執しすぎる傾向があるとの意見もあり，各症例の全身的予後，褥瘡の予後，療養環境，本人と家族の希望などをよく考慮して治療方針を検討し，説明し相談することが重要である．

**（3）局所治療を工夫して閉創にこぎつけた例**

**症例 3**

80代男性．右視床出血を発症し2か月後に左下肢浅大腿動脈閉塞のため左膝上から切断．さらにその4か月後に褥瘡形成．高齢の妻が介護．

**①局所評価と局所治療について**

　仙骨部左に D4-e3s3i0G4N3P24：37，すでに深いポケットを形成していた（図 5-13）．感染徴候は認めなかったが在宅での処置が難しいと判断して切開した（図 5-14）．

　切開後は肉芽の増殖をねらってトレチノイントコフェリルを使用したが浸出液が増加したためトレチノイントコフェリル1：ポビドンヨード・シュガー（ユーパスタ®）軟膏3の混合軟膏[1]を使用した．それにより湿潤状態が適切なものとなり潰瘍の縮小が進んだが，再度ポケットを形成してしまった（図 5-15）．再度の切開は希望されなかったために保存的治療を継続した．古田ら[2]の報告を参考にして，ベスキチン®Wを短冊状に切り，トラフェルミンで湿潤させてポケット内に挿入する治療を継続したところポケットが徐々に縮小した．途中新たな潰瘍形成をみたが（図 5-16），最終的には治癒に至った（図 5-17）．

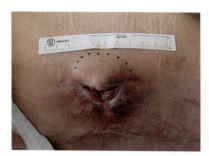

図 5-15. 初診 6 か月後

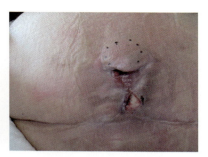

図 5-16. 初診 9 か月後

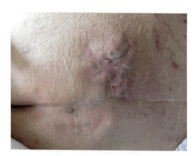

図 5-17. 初診 11 か月後

②振り返って

　せっかくポケット切開を行ったのに再度ポケットを形成してしまった．左下肢は切断されているが体格の良い男性であったため，普段非力な妻が 1 人で介護しており，左下肢の切断によりバランスも悪く，介護時などの外力がその原因と思われた．図 5-16 に示すように，潰瘍の正中寄りに潰瘍を新生したのも除圧の不具合によるものであり，大きな反省点である．ポケット内部へのトラフェルミンの注入は不十分になるおそれがあったため，ベスキチン®W にしみこませて挿入する方法をとった．家族には難しい処置であるかと危惧したが，指導したところうまく行えた．

### (4) 病院との連携で治癒にいたった例[3)]

**症例 4**

　70 代女性．大脳皮質基底核変性症にて寝たきりとなる．仙骨部に発赤出現，増悪するためにその 6 か月後に往診依頼．夫が熱心に介護していたが ADL の改善を望み過ぎ，長時間座位をとらせるなど無理をさせる傾向があった．

3 局所的アプローチの実際

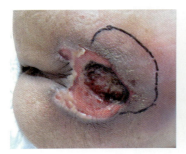

図 5-18. 初診時

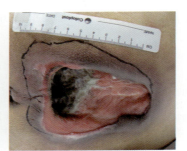

図 5-19. 初診後 1 か月半

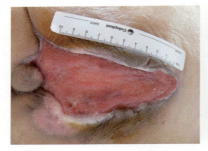

図 5-20. 初診後 3 か月半

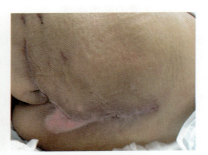

図 5-21. 初診後 5 か月

①局所評価と局所治療について

　初診時 D4-E6s9I3G5N6P9：38（図 5-18）．一旦ポケットを切開して創部を清浄化したが，3 週間ほどで増悪したため（図 5-19）入院の上再度切開とデブリードマンを行った．その後は在宅にて良好な経過を保ち（図 5-20），手術にて創を閉鎖した（図 5-21）．

　2 回目の切開後，入院先にて皮膚・排泄ケア認定看護師が夫，ケアマネジャー，訪問看護師，利用予定施設の担当者も集めて在宅でのケアについてカンファレンスを行った．夫に対しては介護の方法はもちろん，身近な目標を設定し，無理をしない，改善を急がないように指導が行われた．

②振り返って

　初回の切開後まもなく悪化したのに対して 2 回目の切開・入院後に良好な経過を維持できたのは，専門職である皮膚・排泄ケア認定看護師が時間をかけて十分に指導してくれたからにほかならない．夫は毎日のように病院に通い，介護手技を教わっていた．それらの指導は在宅医が行えれば言うことは

ないが，多くの往診医にとっては，現実的に時間的にも能力的にも困難と思われる．

**文　献**

1) 古田勝経ほか：ドレッシング材を用いた褥瘡ポケットへのbFGF投与法の検討．褥瘡会誌 8（2）：177-182，2006．
2) 古田勝経：早くきれいに褥瘡を治す「外用剤」の使い方　第1版，72，照林社，2013．
3) 袋　秀平：在宅での褥瘡はどうみる？どう治す？．看護技術．60（13）：6-9，2014．

【袋　秀平】

## B. 外科処置の基本手技

　在宅医療の現場では，褥瘡処置を訪問看護師が中心となって行っている場面にしばしば遭遇する．ミイラ化した壊死組織の上に，ポビドンヨード・シュガー（ユーパスタ®，イソジン®シュガー）を塗布しているような不適切な治療が行われていることも少なくない．しかし，いざ，壊死組織を除去しようとしても，外科的トレーニングを受けた経験が乏しい内科系医師が行うには勇気が必要であろう．たとえ，ポケットを開放するだけであっても，正常の皮膚に切開を加えることとなり，心理的抵抗が強いにちがいない．

　ここでは，メスを利用した処置，すなわち，①壊死組織の除去，②ポケットの開放，③膿瘍の切開排膿に関して，手技に力点を置いて，写真や絵を多用して，技術的な視点で述べたいと思う．

　成功体験は自信につながる．内科系医師が褥瘡外科処置を行う際に，実践にすぐ役立つようにと願って，外科系医師の立場から必要な知識，技術をお伝えしたい．

### (1) 外科処置に必要な器具とその使い方

　外科処置を行う上で，必要な道具・器具の名称，そして，それらの正しい使い方を知っておいていただきたい．

　褥瘡処置用外科セットとして揃えるべきものは，一般外科でいわゆる「小外科セット」として常備されている内容でよい．道具には，それぞれ目的とする特徴的な機能があり，道具が揃っていない場合に，技術で補うことは難しい．道具をみれば職人の腕がわかると言われるように，必要な器具を準備してほしい．

　最低限備えたいのは，曲がり鉗子3本，有鈎鑷子（ピンセット）大・小2本，

曲がり剪刀（はさみ）大・小2本，尖刃（メス）1本，持針器，角針大・中・小各1本，鋭匙1本である．

名称と特徴を示す（図5-22）．

その他必要なものとして，携帯用電気メス（止血用）がある（図5-23）．

### (2) 外科処置の基本と道具の扱い方

組織を把持する場合には，有鈎鉗子を用いるが，正常の皮膚や組織は，強く把持することで，圧挫による損傷を引き起こす．形成外科手技では，無鈎鑷子を用いて，愛護的に組織を扱うが，ある程度の技術を要するので，褥瘡処置の場合は，有鈎鑷子の使用もやむを得ないと考えている．

鉗子を持つに際しては，人差し指を操作する組織に向けるとブレが少なく，操作がたやすく確実に行える．

メスの持ち方は，大きく3種の方法がある（図5-24）．褥瘡処置には，ペンホルダー型（図5-24a）がよい．細かい作業には，指グリップ型（図5-24b）を用いることがある．尖刃は刺すように先端を使う．一方で円刃は切るように腹を使うので，シェイクハンド型（握り型）が原則となる（図5-24c）．

針には，丸と角（断面の形状）があり，丸針は腸管などの柔らかい組織の縫合に用いる．褥瘡処置などの皮膚の処理には角針を用いる．

鋭匙は，融解壊死組織を掻爬 curettage する時に用いる．

曲がり剪刀の持ち方については，術野に凸局面を向ける場合と凹局面を向ける場合があるが，学派の影響もあって，状況に応じて使い分ければよい．

### (3) 壊死組織の除去（図5-25）

皮膚の色調が変化して，循環障害が生じた時点での外科処置は出血を伴うので，完全に壊死が限局し，ミイラ化してからの処置が原則である．

壊死組織の中心部に，尖刃で，小さな切開を加える．中心部は褥瘡が深いため，尖刃が誤って深く挿入されても，より安全である．尖刃は，先端を利用して，刺すように使う（前述）．小切開部をモスキートコッフェルで把持して，上に引き上げ，形成剪刀にて，壊死組織の下面を剥離する．その際に，膿瘍形成があると，排膿を確認できることがある．

出血がある場合は，辺縁の壊死組織を，2～3 mm残し，二期的に処理すると出血が少なくなる．止血は，圧迫止血が基本である．筆者は，100万倍エピネフリン生食をガーゼに浸して，圧迫に利用している．ごく少量のエピネフリンは，血管収縮（$\alpha$作用）が主で，頻脈など心臓への影響（$\beta$作用）は少な

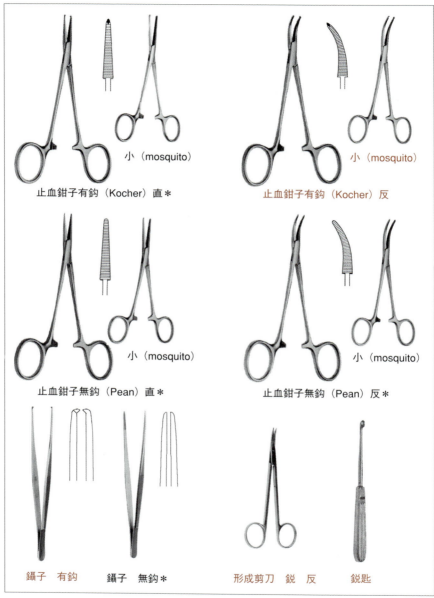

**図 5-22. 在宅褥瘡処置に必要な器具**
色文字は揃えるべきもの　＊は他のもので代用可能
（資料提供：大祐医科工業株式会社）

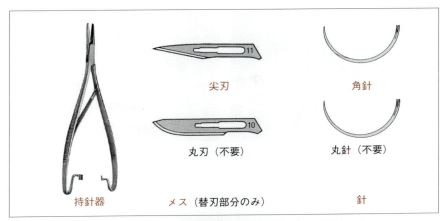

**図 5-22. 在宅褥瘡処置に必要な器具（つづき）**
色文字は揃えるべきもの　＊は他のもので代用可能
（資料提供：大祐医科工業株式会社）

いと考えている．電気メスの利用が可能であれば，電気凝固して，丁寧に止血する．

ポイント：大きく開放された創は，感染が増悪する心配がない．

### (4) ポケットの開放（図5-26）

ポケットが最も深い場所を，鈍的（器具の先端を閉じた状態）に確認し，切開する方向を決める．

局所麻酔剤に，100万倍エピネフリンを混入させると，さらに出血が少ない．エピネフリンを混入した麻酔剤（キシロカイン®E）もある．

切開は，尖刃を用いる．**図 5-26** に示しているように，切開部の皮膚の一部に縫合糸（3-0）ナイロンを利用して，助手に保持させ（**図 5-26d**），術者は反対側の皮膚を鑷子で把持し，皮膚を持ち上げながら（**図 5-26e**），ポケットの内側から切開していく（**図 5-26f**）と，操作が容易である．皮膚側から褥瘡側に切開すると，褥瘡の組織を一部傷つけ出血させる恐れがある．

剪刀（はさみ）で皮膚を切る方法は，断面の細胞の破壊が大きく創傷治癒を遅らせると考えられ，循環障害が強い場合は，切開部の一部に壊死を生じることもある．

処置時の体位を側臥位にすると，出血が下方に流れる．いわゆる dry surgical field は，術野の観察が容易で，細かな処置に際して利点が多い．

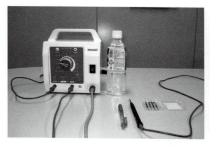 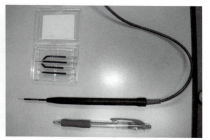

図 5-23. 携帯用電気メス（止血用）

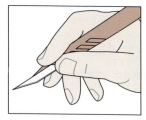 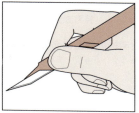 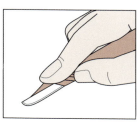

a. ペンホルダー型　　b. 指グリップ型　　c. シェイクハンド型＊

図 5-24. メスの持ち方
＊主に丸刃で用いるため，褥瘡処置では不要

### （5）膿瘍の切開（図 5-27）

　皮膚切開の方向には原則があるが，ここでは，最も発赤が強い頂点部を，尖刃を用いて切開する．筆者はポケットの開放同様に，局所麻酔剤を用いる．ためらうことなく，大きな創で開放するとよい．

　一部膿の排出を認めた時点で，鈍的（器具の先端を閉じた状態）に，無鈎鉗子などを挿入し，創を拡大させる．鈍的な剥離作業は，出血を少なくし，安全である（図 5-27b）．

　感染が終息しなければ，創が自然に閉鎖されることは少ないが，切開創が小さい場合は，閉鎖し，再び膿瘍を形成することがあるので，ガーゼを挿入しておく．その際のガーゼは，ドレナージが目的である．タンポンのように詰め込まないことが大切である．

　一方，止血目的にガーゼを挿入する場合は，腔全体にガーゼを詰め込み，タンポンとして一両日経過後，愛護的に取り除く．

3　局所的アプローチの実際

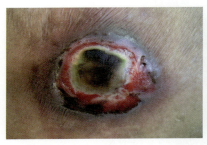

a．胸椎の後湾部　棘突起に一致して，壊死組織がミイラ化している．

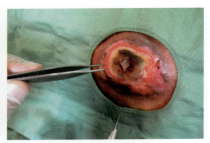

b．壊死の中心に尖刃を利用して，切開を加える．中心から行うと，壊死が最も深いので安全である．

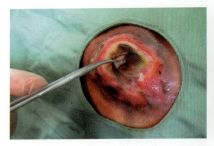

c．切開部を有鈎モスキートコッフェルで把持して，壊死組織を引き上げ，下部を形成剪刃を利用して剥離する．

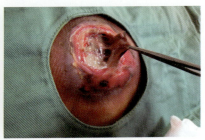

d．出血しないように，壊死組織を引き上げながら，丁寧に剥離する．

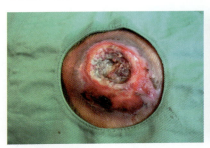

e．壊死組織が切除された褥瘡．

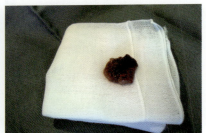

f．切除した壊死組織．

図 5-25．壊死組織の除去

## （6）難治性褥瘡の治癒過程（約 8 か月の経過）（図 5-28）
## （7）当院での褥瘡処置原則
①壊死組織は除去する

　融解壊死は軟膏を利用して化学的に除去する

103

第5章 治療

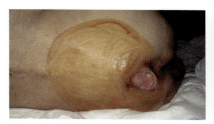

a. 広範囲に消毒（イソジン液を利用）．

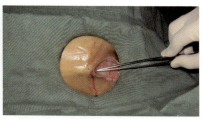

b. 鑷子（ピンセット）の先端を開かず，ゆっくりとポケットに挿入．

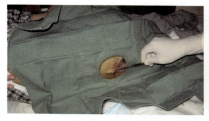

c. ポケットの最も深いところを確認．切開方向を決定（棘突起上の正中は出血が少ない）．

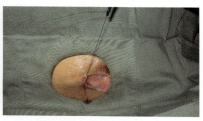

d. 局所麻酔下に切開．ごく少量のエピネフリンを利用すると出血が少ない．ナイロン糸を利用して，助手は上方に向けて保持．

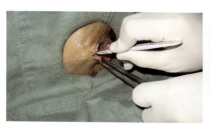

e. 下方を有鈎鑷子（ピンセット）で把持し，メス（尖刃）で切開（助手がナイロン糸を把持しないと，正確な切開は困難）細かく，正確な切開のために，メスを指グリップ型で把持．

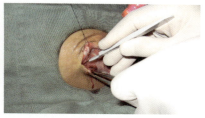

f. 褥瘡側から体表に向けて切開（体表から褥瘡側に切開するとメスの先端が褥瘡にあたり，出血を多くする）．ペンホルダー型でメスを把持．

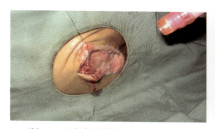

g. ポケットは完全に開放．

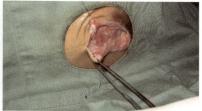

h. 止血を確認．

図 5-26．ポケットの開放

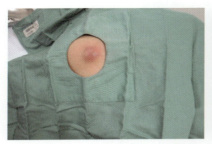 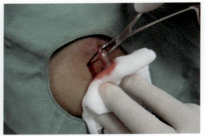

a. 局所麻酔下にて切開．頂点部から切開する と安全．
b. 膿の排出を認めたら，鉗子を挿入．鈍的に 創を拡大．

**図 5-27．膿瘍の切開**

　　ミイラ化した壊死は切除する　外科処置
②感染を終息させる
　　洗浄　ブラッシング（スクラビング）せっけん（大量の水道水でもよい）
　　消毒の意義について諸説あるが，少なくとも垢の上を消毒する意味はない
　　ヨードホルムガーゼの一時的利用
　　膿瘍は開放する　外科処置
　　蜂窩織炎は一時的に化学療法を行う
③褥瘡周囲の皮膚を清潔に保持する
　　入浴やシャワー浴を禁止する理由はない
④湿潤環境で肉芽組織の増殖を待つ
　　肉芽組織の盛り上がりが期待できる軟膏を利用する
　　ラップ療法なども応用する
　　ポケットは開放する　外科処置
　　いわゆるイソジン®シュガー，ユーパスタ®は，浸透圧の関係で，創が乾燥し wet dressing には不適である
※全身状態の維持管理　栄養評価
※モジュール車いすを利用して離床．正しい seating は，皮膚の循環障害を予防する

　筆者が在宅医療を始めて 18 年経過し，さまざまな基礎疾患をもつ褥瘡の管理，予防，治療を経験してきた．脊髄損傷など深部知覚を含む知覚運動麻痺を合併する褥瘡に関しては，筋肉皮弁や筋膜皮弁を用いて被覆せざるを得ない症

第 5 章 治　療

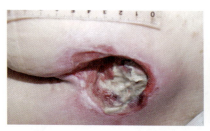
a. 融解壊死組織を化学的に除去（ブロメライン®軟膏を利用）.

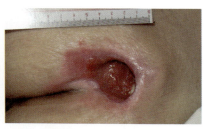
b. 壊死組織除去.

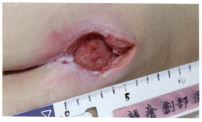
c. ポケットを開放（止血を確認し，オルセノン®軟膏を利用）.

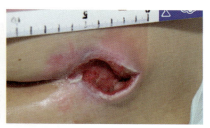
d. 開放後 約3週間.

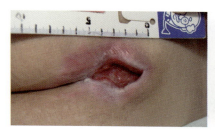
e. 開放後 約6週間.

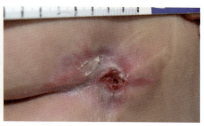
f. 治療開始後 約6か月.

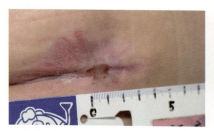
g. 治療開始後 約7か月.

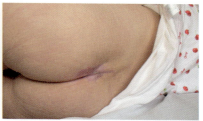
h. 完治. 皮膚全体を清潔に保持したが，消毒は原則的に行わなかった．栄養などの全身管理に努めた．

図 5-28. 難治性褥瘡の治癒経過

例もあるが，とりわけ高齢者の場合は，廃用症候群の増悪や老衰の進行と褥瘡の発生に関連が深い．したがって，きめ細かい丁寧なケアで褥瘡の改善をみることが多い．

　医師の役割は，褥瘡を評価し，栄養状態や脱水など，医学的に考えられる原因を取り除き，適切な褥瘡処置方法を指導し，外科処置の適応判断とそれをタイムリーに実施することだと考えている．

　褥瘡は看護の恥といった誤った認識で語られた時代もあったが，特定行為として看護師が主体的に褥瘡ケアにかかわる道が開けている．専門職それぞれが，役割を明確化し，多職種協働で褥瘡ケアが行われることを願っている．

【太田秀樹】

## 4　ラップ療法／開放性湿潤療法（OpWT）の実際

### A. 褥瘡のラップ療法／開放性湿潤療法（OpWT）

#### （1）ラップ療法とは？

　ラップ療法は，食品包装用ラップを褥瘡治療のドレッシング材として用いる方法として，鳥谷部[1]により提唱された画期的な治療法である（狭義のラップ療法）．ラップ療法はその後進化し，2005年からは台所用穴あきポリエチレン袋などの穴あきプラスチックフィルムを用いる創処置が開発され（穴あきポリエチレン袋−紙オムツ療法），多用されるようになって，開放性湿潤療法 Open Wet-dressing Therapy（OpWT）とも呼ばれている（広義のラップ療法）[2]．また，医療機器として商品化された OpWT ドレッシングとしては，モイスキンパッド®（白十字）などがある．

　本項では，これらの基剤を用いた開放性湿潤療法を総称して"ラップ療法（OpWT）"と呼び，その方法や効用，在宅現場での実際について解説する．

#### （2）なぜ，ラップ療法（OpWT）で褥瘡が治るのか？

　人体には自然治癒力がある．傷（褥瘡も傷の1つ）ができれば，60兆個の細胞から構成される人体の生体内組織（生体社会）は，創傷部位（戦場）に，白血球やマクロファージ，血小板，血管内皮細胞，平滑筋細胞などのミクロの戦士を総動員する．「いざ，鎌倉！！！」の世界である．そして，戦場（創傷部，

第 5 章 治　療

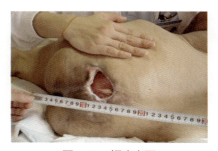

図 5-29. 褥瘡表面

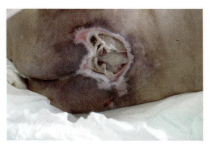

図 5-30. 消毒，ガーゼ処置により表面細胞が壊死した褥瘡

炎症部）に動員されたこれらのミクロの戦士は，細菌を殺す抗体やサイトカイン，戦いのあとの廃棄物を片付けるための蛋白分解酵素，復興修復のための血液凝固因子，細胞増殖因子などを生産，分泌し，自然に傷を治すように，各細胞間で連携しながら機能する．

　図 5-29 のような褥瘡部位には，これらのミクロの戦士（免疫細胞や修復細胞）が集合している．褥瘡へのガーゼや消毒は，これらミクロの戦士を殺し，これらの自然治癒行為をすべて台無しにする．図 5-30 は，これらの褥瘡に消毒，ガーゼ処置をして，褥瘡表面の細胞が壊死した写真である（入院先の病院でこのような褥瘡を作ってきて，在宅医療が始まった）．ラップ療法（OpWT）はこれらのミクロの戦士の行動に湿潤環境という心地よい環境を提供し支援する行為，すなわち"ケア"そのものである．

### （3）ラップ療法（OpWT）の基本的な考え方

　ラップ療法（OpWT）の基本的な考え方は，以下の 2 点である．①褥瘡は，乾かさず，浸出液は褥瘡表面にラップなどの基剤で，閉じ込める．褥瘡を乾かせば，その内部に含まれる褥瘡表面のミクロの戦士（免疫細胞や修復細胞）が死んでしまい，褥瘡は治りにくくなる．②浸出液は，できるだけ排出しやすくする．褥瘡から排出された浸出液＝褥瘡周囲の血管から排出される水分は，褥瘡表面のミクロの戦士を生かす大切な成分である一方，褥瘡から排出される汚水であって，完全に閉じ込めると，細菌の培養液となり，感染を起こす．

　このように，褥瘡から排出される浸出液をどう扱い，褥瘡の修復（自然治癒力）をどのように引き出す（支援する）か？　が，ラップ療法のポイントなのである．そのために，①浸出液を閉じ込める，②浸出液を排出する，という 2

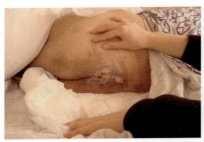 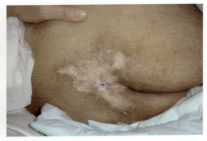

図 5-31. ラップ療法で治癒した褥瘡

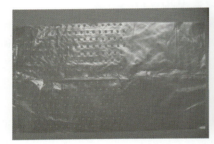 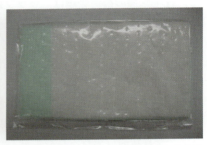

a. 穴あきポリエチレン袋　　　b. 穴あきポリエチレン袋に紙オムツを入れたもの

図 5-32. 穴あきポリエチレン袋―紙オムツ

つの相反する作業をどのように工夫，実践するかが大切である．

### (4) ラップ療法（OpWT）の実際

褥瘡にこのような環境を提供するために，最初の頃は，褥瘡の大きさぎりぎりにラップをテープで脇から浸出液が漏れるように貼って，外に漏れてくる浸出液をオムツで受け止める，というようなやり方をしていた．褥瘡を毎日水洗いして，このようにラップを貼るのを繰り返しても褥瘡は治癒するが，ラップがずれたりしてうまくいかなかったりすることもあった．

次に，褥瘡が当たるオムツの部位（褥瘡部位ではなく）に医療用のフィルム（オプサイト®など）を貼って，浸出液が横漏れするような工夫をしたところ，褥瘡は完治した（図 5-31）．

最近（2010 年時点）では，鳥谷部が開発した，穴あきポリエチレン袋（台所の生ごみの水を切るための穴のあいたビニール）（図 5-32a）の中に紙オムツをつめた，穴あきポリエチレン袋―紙オムツ（図 5-32b）を当てるだけで，以

上の①，②の条件を同時にできる画期的な方法（穴あきポリエチレン袋－紙オムツ療法）を多用している．この方法だと，褥瘡の大きさ，深さに関わらず，ズレも気にしなくて，あらゆる褥瘡に適応できる．

　褥瘡を洗う水は，滅菌精製水や生理食塩水である必要はなく，水道水で十分である．なぜなら，褥瘡の浸出液は，周囲の血管を通して，生体内部から湧き出て（排出されて）きて，細菌も一緒に排液してくれるからである（排液＝ドレナージおよび洗浄が重要）．同様の理由で，穴あきポリエチレン袋－紙オムツも，無菌である必要はない．

### (5) 在宅医療の褥瘡管理は，ラップ療法（OpWT）で十分

　2010年に初版を執筆して，5年が経過しようとしている．その後も在宅医療の現場において，穴あきポリエチレン袋－紙オムツ療法のみで，ほとんどの褥瘡は管理できている．①膿汁などの浸出液が多すぎる時のみ，オムツの直当てを施行し，②浸出液が少なくなったら，穴あきポリエチレン袋－紙オムツ療法で対応し，③浸出液がなくなったら白色ワセリン塗布で，褥瘡は完治する．

　ラップ療法で完治しない褥瘡（1割以下の印象）は，ラップ療法が悪いのではなく，全身状態（血行不良や栄養不良）が悪いのである．その意味では，在宅医療において，褥瘡管理はラップ療法で十分であると言えよう．

　仮に，全身状態（血行不良や栄養不良）が悪くて褥瘡が治らなくても，褥瘡を抱えてもそのまま在宅療養が継続できるという点において，ラップ療法は，在宅医療にとって貴重な存在であると言える．

## B. 医療法人ナカノ会ナカノ訪問看護ステーションでのラップ療法（OpWT）の取り組み～多職種連携におけるラップ療法(OpWT)の実際[3]～

　医療法人ナカノ会では，2004年に鳥谷部の法人内勉強会を開催して以来（以降合計3回の法人内勉強会を開催），ラップ療法（OpWT）を実践してきた．また，ナカノ訪問看護ステーションでは，2008年から，知識技術面に加え，多職種連携において，いくつかの課題を抽出し，褥瘡の早期改善への取り組みを開始している．

　訪問看護師としてチームで定期的に評価検討が行えるように，鳥谷部の文献[2]を参考に，ナカノ式褥瘡評価基準値とナカノ式褥瘡評価基準表を作成した．また，これらナカノ式褥瘡評価基準ツールの在宅現場での有用性を検討した．

　さらに，地域の訪問看護ステーションへのアンケート調査を行い，訪問看護

4 ラップ療法／開放性湿潤療法（OpWT）の実際

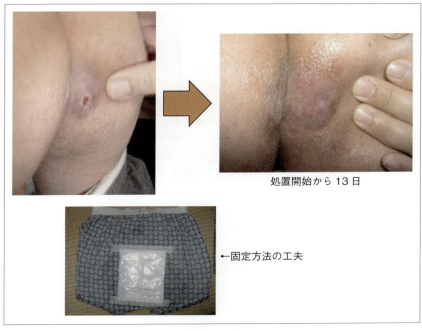

←固定方法の工夫

図 5-33. 症例 1

指示書を出す医師との連携における問題点も明らかにし，今後在宅における褥瘡処置（ケア）のあり方の課題を抽出した．

**(1) 症例提示**

重度要介護者の褥瘡発生リスクは高く，ナカノ訪問看護ステーションにおいても，褥瘡処置目的で訪問看護を開始するケースも多い．最近では，離床して生活する中で，座位での圧迫や摩擦による臀部褥瘡を生じるケースも増えている．在宅でラップ療法（OpWT）を用い，改善した2症例を紹介する．

【症例1】図 5-33

脳梗塞　糖尿病　70歳代　男性　要介護3

日中は昇降座椅子使用．定期的に通院し褥瘡処置を受けていたが，2008年8月より臀部の褥瘡が悪化し，休止していた訪問看護の利用を再開する．トランクスに穴あきポリエチレン袋-紙オムツを貼付し，2週間足らずで治癒．

【症例2】図 5-34

60歳代　女性　要介護4

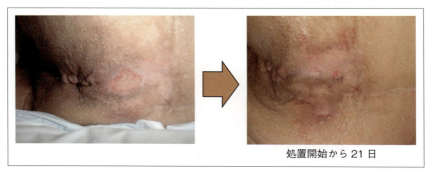

図 5-34. 症例 2

　2003 年に HAM（HTLV-1 関連脊髄症）と診断，徐々に進行．右下腿蜂窩織炎・低温火傷・ASO（閉塞性動脈硬化症）合併により，2007 年 4 月右下腿切断術，同年 10 月，臀部褥瘡の皮弁術の既往あり．退院時残存していた褥瘡が，数日後には再び悪化．不安定な片足での車いす移乗時の摩擦が，褥瘡形成の要因であったが，抗菌薬内服と穴あきポリエチレン袋－紙オムツにて，3 週間後治癒する．しかし，再発リスクは常に高く，2008 年 11 月にも再発し，治癒までに 1 か月要す．穴あきポリエチレン袋－紙オムツの固定に工夫が必要であった．

**（2）課題症例**

　次に，2007 年に経験した，課題症例 2 例を紹介する．

**【課題症例 1】図 5-35**

　著明な円背・脊椎側弯という身体的特徴により，側臥位は困難．就寝時も座位時も背部の骨突起部を圧迫している状態であった．穴あきポリエチレン袋－紙オムツ療法を続けたため，周囲に真菌を併発し皮膚科へコンサルトし，真菌治療開始後，褥瘡も飛躍的に治癒した．

　訪問時の観察不足，アセスメント不足が要因の治癒遷延があった症例であった．

**【課題症例 2】図 5-36**

　長期ステロイド服用にて皮膚が脆弱化し，下腿への受傷を繰り返していた．ラップ療法を実施し 1 週間で軽快したことに本人が感銘を受け，1 年半後に再び受傷した際，自己流処置を行ってしまった結果，蜂窩織炎を併発した．処置方法を指導する段階で，本人の理解力などさまざまな個別性への配慮の必要性を痛感した症例である．

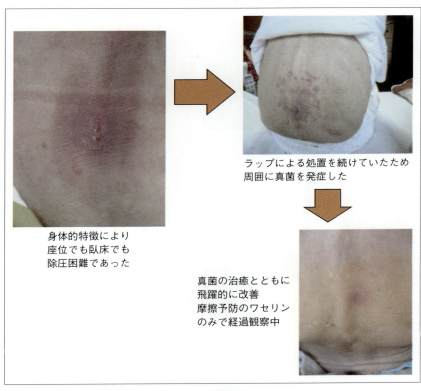

図 5-35. 課題症例 1

### (3) ラップ療法（OpWT）に関するアンケート調査

在宅では，複数多職種のサービス提供者が関わり，療養者の生活を支えているという背景の中，情報の共有，ケアの統一においては今なお苦慮している．長期化する褥瘡ケアのサービス提供者が多職種連携であるという在宅の特性，その中に潜在する褥瘡治療の問題点を十分に考慮する必要がある．

前述の事例を経験後，2008 年からナカノ訪問看護ステーションでは，在宅での褥瘡処置のあり方と，多職種連携を意識した取り組みのあり方を検討することを目的として，ラップ療法（OpWT）に関するアンケート調査を実施した（2008 年 6 月 21 日〜30 日に実施，64 箇所：192 名，回収率：42.7％）．

ラップ療法（OpWT）の認知度は高いが，ラップ以外の基剤を使用したケアの経験は少ない．手技は簡単だが，時間に手間取る，慣れないことが不安，さら

第5章 治療

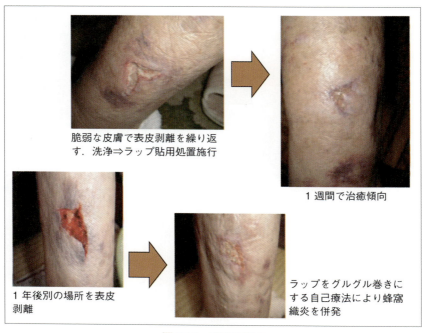

図 5-36. 課題症例 2

図 5-37. 褥瘡処置の現状と課題
（ラップ療法（OpWT）のアンケート結果より）

に創状態の判別の指標，処置基準の認識不足などが問題点であった（図 5-37）．これらの結果を踏まえて，在宅ケアスタッフとともに理解できる，褥瘡評価の標準化，褥瘡ケアの統一を図ることが多職種連携に有用ではないかと考え，ナカノ訪問看護ステーション独自の，ナカノ式褥瘡評価基準値を設定し，ナカノ

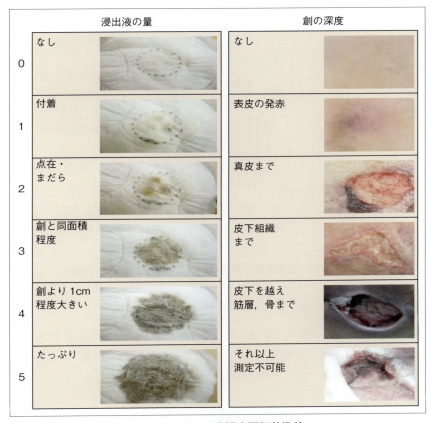

図 5-38. ナカノ式褥瘡評価基準値

(ナカノ訪問看護ステーション作成)

式褥瘡評価基準表を作成した.

**(4) ナカノ式褥瘡評価基準値**(図 5-38)**の設定とナカノ式褥瘡評価基準表**(図 5-39)**の作成**

　鳥谷部のラップ療法(OpWT)の文献[2]を参考に,ナカノ訪問看護ステーション独自のナカノ式褥瘡評価基準値を設定し(図 5-38),適切なラップ療法(OpWT)の基剤を選択できるナカノ式褥瘡評価基準表を作成した(図 5-39).また,これらナカノ式褥瘡評価基準ツールを用いて,家族・ほかの看護職,介護職との連携方法の確立,介護力などを考慮した指導方法の工夫,対象の個別性に合わせた指導法など助言指導を行い,このナカノ式褥瘡評価基準ツールの

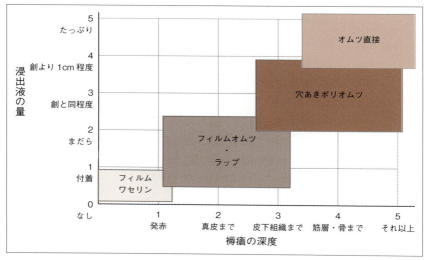

**図 5-39. ナカノ式褥瘡評価基準表（適切な OpWT 基材の選択）**
（ナカノ訪問看護ステーション作成）

在宅現場での有用性を検討した．

　基剤を変えることで浸出液が適切にドレナージされ，褥瘡治癒促進のための適切な湿潤環境を維持，調整できる．そして，褥瘡評価基準値とラップ療法（OpWT）の一覧表を一冊のナカノ式ケアファイル（図 5-40）として活用し始め，計 9 名の利用者に使用した．

　さらに，多職種連携体制の構築に関しては，まずは広くラップ療法（OpWT）への理解を得るため，連携先の事業所へ直接出向き，勉強会を計 4 箇所の事業所で実施した．顔の見える関係作りを意識しながら，他事業所の看護職，介護職との連携方法の確立，家族の介護力および対象の個別性に合わせた指導方法の工夫といった内容について，一緒に検討を積み重ねた．

### (5) 主治医との連携の問題点

　4 事業所における勉強会内容（表 5-14）と，勉強会後のアンケート結果（図 5-41）を示す．ラップ療法（OpWT）の良い点，難しい点などそれぞれの声が聞かれ，ラップ療法（OpWT）未経験者からは，初期対応からなら実施できそう，看護職からは，主治医の理解を得ることが必要との反応があった．

　さらに，2008 年 12 月の鹿児島市の訪問看護ステーション管理者会議において，褥瘡処置の現状を聞き取りし，その苦悩もみえてきた．褥瘡を発見した場

## 4 ラップ療法／開放性湿潤療法（OpWT）の実際

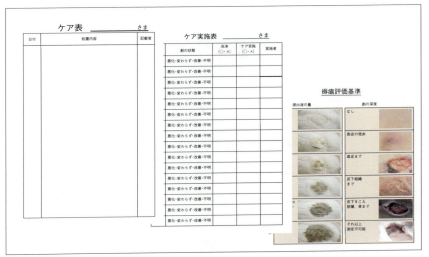

図 5-40. ナカノ式ケアファイル

表 5-14. 勉強会実施について

| 【主旨】 |
|---|
| 下記の内容に関して理解を深めること |
| ・ラップ療法（OpWT）の特徴と基本知識 |
| ・褥瘡発生機序と治癒過程 |
| ・ナカノ式褥瘡評価基準表と，適切な OpWT 基材の選択について |
| ・基本的な基材製作方法と処置手順 |
| ・連携ツール（ナカノ式ケアファイル）の活用方法<br>　⇒ナカノ式ケアファイル導入の目的 |
| ①現在行っている処置内容を一覧化し，見やすくする |
| ②異なったサービス事業所が入る場合でも，統一した処置が確実に行えるよう各スタッフの意識付けに繋がる |
| ③医療サイドが確認し，洗浄や処置頻度を把握することができる |

（鳥谷部の開放性湿潤療法一部使用）

合の初期対応として，このように自宅にあるものや看護師が持っているもので対応している事実と，その後主治医から処方される薬物や基剤の違い，中には処方日数に制限のある薬物，基剤も含まれており，継続すること自体が困難と

- ラップ療法（OpWT）のよい点が理解できた
- 難しい点：材料作成に時間を要す
- 固定が難しい
- どこで処置内容を変更するかわからない
- 医師に受け入れてもらえない
- 医師との連絡が取りづらい

> 初期対応は看護師で十分可能だが主治医の理解を得られるかが鍵

図 5-41．勉強会終了後のアンケートより

医師からの指示前に訪問看護師の初期対応
- ワセリン塗布，ラップ貼付
- フィルム剤貼付
- 手持ち薬剤塗布
- 洗浄しオムツ保護
- 体位工夫
- 栄養指導

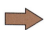

各主治医の指示内容
- ポビドンヨード・ガーゼ
- ポリウレタンフォーム
- ポリウレタンフィルム
- 開放性ウエットドレッシング
- 硫酸フラジオマイシンガーゼ
- スルファジアジン銀クリーム
- そのほかの軟膏

図 5-42．褥瘡処置の現状
（鹿児島市内ステーション管理者より聞き取り）

なり治癒に至らないケースがあることも判明した（**図 5-42**）．

　キーポイントとなる医師との連携においては，非常に深刻な問題も含まれていた（**図 5-43**）．2008年11月現在で，褥瘡処置を受けている利用者は，各ステーションに多くて3名で利用者割合の5.1％を占めた．真皮を越える褥瘡の処置は，介護保険報酬の特別管理加算の追加対象となり，今後ますます，主治医との十分な連携が必要である．このような現状から，主治医である医師に在宅での褥瘡治療に対し，まず理解を得ていくことが急務であると考えられた．

　一方，積極的にラップ療法（OpWT）を実践されている鹿児島市の在宅主治医が10数名存在する現状も把握できた．このような中で，褥瘡処置における訪問看護師の役割，連携のポイントをまとめた（**表 5-15**）．

　さらに訪問看護師は，定期的にラップ療法（OpWT）の経時評価をしっかりと行い，主治医による経過判断のタイミングも確認しながら，訪問看護の報告方法なども工夫していく必要がある．診療前日までにメールで褥瘡写真を添付したり，FAXで状態を報告し，また診療に同席し，共有のナカノ式ケアファ

```
・褥瘡を重要視しない
・滅菌的な処置の指示をされる
・どの褥瘡でも，ハイドロコロイド剤，ポビドンヨード入り軟膏の指示
・開放性湿潤療法への理解がなく，ガーゼ保護の指示
・看護師との見解の違い
・病院主治医では直接診てもらえない
・口頭指示で記録がなくもらいにくい
・報告するとすぐ怒る
```

```
在宅での褥瘡治療への理解を深めてもらう

在宅療養者の生活の特徴をよく理解し，在宅チームで関わり状況に
応じた処置（ケア）選択を行う
```

**図 5-43. 主治医との連携で困ること**
（鹿児島市内ステーション管理者より聞き取り）

**表 5-15. 訪問看護師の役割**

```
・初回発見時の褥瘡状態把握
  部位・創の深さ・浸出液・感染兆候などデジカメの活用
  発生原因⇒療養生活上の問題点として対応検討
・評価基準表などの活用により適した褥瘡処置の選択ができる
・統一した処置継続のための情報収集
  利用サービス・本人の身体状況と理解度・家族の理解度と介護状況・福祉用具の使用状況
⇒ケア表・実施表・処置経過表の活用
 （ナカノ式ケアファイル）
```

（OpWT 指示による）

イルからも経過を把握することが重要と思われた．これらのことより，多職種連携のための必要条件を**表 5-16** にまとめた．

　今回のように，ナカノ式ケアファイルといった共通のツールの活用や勉強会開催など顔の見える関係作りの活動を通して，連携の構築と拡がりを実感している．今後，お互いの役割を理解しつつ，より良好な関係作りを意識しながら，療養者にとり一番よい方法を選択できるような在宅ケアチームを進化させていきたいと考えている．

　その後，鹿児島市における多職種連携での褥瘡ケアとしては，ラップ療法

**表 5-16. 多職種連携のための必要条件**

- ラップ療法（OpWT）について，理解した上で実践できる
- 共通の評価ツールを用いて，実践できる
- 褥瘡変化時，円滑に連絡対応ができる
- 長期化するケースもあるが，忍耐強くケアが継続できる

(OpWT) の名称と実践も確実に拡大していった．他職種の褥瘡への理解，ケアの実践の成功例も経験として蓄積されており，「わかりました，穴ポリを当てておきます」とヘルパーとのやり取りでもあえてナカノ式褥瘡評価基準表による基剤の選択の説明をしなくてもラップ療法（OpWT）を円滑に導入できるようになっていた．

**【症例3】図 5-44**

80歳代　女性　要介護5

2013年に脳梗塞後遺症による全身の多発性褥瘡(8箇所)で入院加療中であったが，認知症の夫の強い希望で退院となり，褥瘡ケア目的で訪問看護を開始する．一時期エアマットを返却され悪化したが，再度レンタルに同意され，特別指示と介護保険と継ぎながら訪問看護5回/週，訪問入浴1回/週，訪問介護3回/日の利用を今も継続している．

2014年度診療報酬改定において，入院時の褥瘡保有率が増加傾向にあることを踏まえて在宅における褥瘡対策を進めるため，訪問看護利用者に対して，褥瘡のリスク評価の実施等を訪問看護管理療養費の算定要件とし，褥瘡患者数等の報告を求めるとともに多職種による褥瘡対策チームの活動についても評価されるようになった．

追加された算定要件として，褥瘡に関する危険因子の評価を行い，褥瘡に関する危険因子のある患者およびすでに褥瘡を有する患者については，適切な褥瘡対策の看護計画の作成，実施および評価を行うこととされた．

届出の記載事項の報告としても褥瘡患者数について，毎年7月1日に報告を行うこととされた．当訪問看護ステーションでも報告すべき内容を訪問看護記録に記載することとした（図 5-45）．

今後も客観的に可視化されたケア方法により，褥瘡の予防，悪化予防，早期治癒に結びつく多職種連携が，ますます重要になると思われる．導入時からその連携のための情報共有とケアのポイントを確認しながら，協働支援していき

4 ラップ療法／開放性湿潤療法（OpWT）の実際

2013年

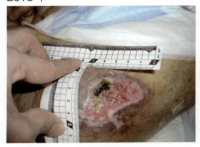

左大転子（穴あきポリエチレン－紙オムツ）

2014年

治癒

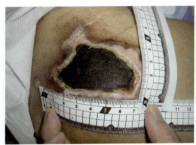

右大転子（ワセリン＋オムツ
→穴あきポリエチレン－紙オムツ）

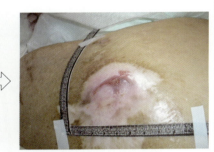

21か月後，縮小上皮化
（穴あきポリエチレン－紙オムツ）

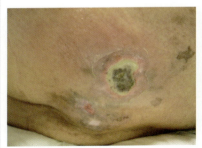

仙骨部　強いこだわりでエアーマット返
却し敷布団のみ後再発
（穴あきポリエチレン－紙オムツ）

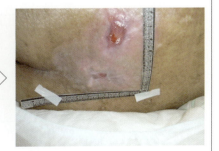

14か月後，縮小上皮化

図 5-44．症例 3

# 第5章 治療

## 褥瘡対策に関する診療計画書

氏名　　　　　　　殿　男・女　　病棟　　　　　　　　　計画作成日　　．　．
明・大・昭・平　　年　月　日生（　歳）　記入担当者名

褥瘡の有無　1. 現在　なし　あり　（仙骨部、坐骨部、尾骨部、腸骨部、大転子部、踵部）
　　　　　　2. 過去　なし　あり　（仙骨部、坐骨部、尾骨部、腸骨部、大転子部、踵部）　褥瘡発生日　　．　．

### 危険因子の評価

| 項目 | | | 対処 |
|---|---|---|---|
| 日常生活自立度 | J(1, 2)　A(1, 2)　B(1, 2)　C(1, 2) | | |
| 基本的動作能力（ベッド上　自力体位変換）（イス上　坐位姿勢の保持、除圧） | できる　できる | できない　できない | 「あり」もしくは「できない」が1つ以上の場合、看護計画を立案し実施する |
| 病的骨突出 | なし | あり | |
| 関節拘縮 | なし | あり | |
| 栄養状態低下 | なし | あり | |
| 皮膚湿潤（多汗、尿失禁、便失禁） | なし | あり | |
| 浮腫（局所以外の部位） | なし | あり | |

### 褥瘡の状態の評価

|  | | | | | | |
|---|---|---|---|---|---|---|
| 深さ | (0)なし | (1)持続する発赤 | (2)真皮までの損傷 | (3)皮下組織までの損傷 | (4)皮下組織を越える損傷 | (5)関節腔、体腔にいたる損傷または、深さ判定不能の場合 |
| 滲出液 | (0)なし | (1)少量：毎日の交換を要しない | (2)中等量1日1回の交換 | (3)多量：1日2回以上の交換 | | |
| 大きさ（cm²）長径×長径に直交する最大径 | (0)皮膚損傷なし | (1)4未満 | (2)4以上16未満 | (3)16以上36未満 | (4)36以上64未満 | (5)64以上100未満　(6)100以上 |
| 炎症・感染 | (0)局所の炎症徴候なし | (1)局所の炎症徴候あり（創周辺の発赤、腫脹、熱感、疼痛） | (2)局所の明らかな感染徴候あり（炎症徴候、膿、悪臭） | (3)全身的影響あり（発熱など） | | |
| 肉芽形成　良性肉芽が占める割合 | (0)創閉鎖又は創面が浅い為評価不可能 | (1)創面の90%以上を占める | (2)創面の50%以上90%未満を占める | (3)創面10%以上50%未満を占める | (4)創面の10%未満を占める | (5)全く形成されていない |
| 壊死組織 | (0)なし | (1)柔らかい壊死組織あり | (2)硬く厚い密着した壊死組織あり | | | |
| ポケット（cm²）（ポケットの長径×長径に直交する最大径）−潰瘍面積 | (0)なし | (1)4未満 | (2)4以上16未満 | (3)16以上36未満 | (4)36以上 | |

### 看護計画

| 留意する項目 | | 計画の内容 |
|---|---|---|
| 圧迫、ズレ力の排除（体位変換、体圧分散寝具、頭部挙上方法、車椅子姿勢保持等） | ベッド上 | |
| | イス上 | |
| スキンケア | | |
| 栄養状態改善 | | |
| リハビリテーション | | |

（記載上の注意）
1　日常生活自立度の判定に当たっては「障害老人の日常生活自立度（寝たきり度）判定基準」の活用について（平成3年11月18日　厚生省大臣官房老人保健福祉部長通知　老健第102-2号）を参照のこと。
2　日常生活自立度がJ1～A2である患者については、当該計画書の作成を要しないものであること。

**図 5-45.　褥瘡対策に関する看護計画書**

たいと考える．

## C. ラップ療法（OpWT）と在宅医療

### （1）在宅医療と相性のよいラップ療法（OpWT）

　ラップ療法（OpWT）は，鳥谷部[2)]により提唱された，簡便，低コストの優れた褥瘡の治療法である．ラップで褥瘡をやさしく包み，褥瘡の自然治癒力を支援するのが，ラップ療法のコンセプトである．褥瘡は，水道水で洗い，ラップなどで，傷を乾かさないように工夫（ケア）すれば，自然に治癒する．

　褥瘡をできるだけ早く治したいというのが目的なら，壊死部をしっかり除去（デブリードマン）するなり，洗浄水，被覆基剤にこだわる必要があるだろう．在宅では，必ずしも褥瘡が早く治る必要はなく（褥瘡と在宅での療養生活が共存できればよい），むしろ，誰でも実施できて，簡便で，コストが安い方法が望まれる．そういう観点から，ラップ療法（OpWT）は在宅医療と非常に相性のよい褥瘡ケアといえる．

　穴あきポリエチレン袋-紙オムツ療法では，褥瘡は，水道水でよく洗い，穴あきポリエチレン袋-紙オムツを当てて，これをまめに交換することで，褥瘡は自然に治ってしまう．しかも，イソジン消毒，生食洗浄，滅菌ガーゼを当てるなどの，旧来の方法に比べ，治療成績は遜色なく，コストは格段に安い．さらに，この穴あきポリエチレン袋-紙オムツ療法は，褥瘡の治療を，褥瘡のケアに変えてしまい，従来の医療行為を介護職で対応可能なケアのレベルまでシフトさせ，訪問看護師の専業作業だった仕事を介護職の仕事のレベルにまで変えてしまった．このように，ラップ療法（OpWT）は，在宅医療と非常に相性のよい褥瘡ケアである．

### （2）ラップ療法（OpWT）は在宅医療だという哲学（コンセプト）

　ラップ療法（OpWT）は，ラップなどの基剤で褥瘡を治すわけではない．ラップなどの基剤で，褥瘡が自然治癒する環境を提供し，褥瘡の自然治癒を支援するに過ぎない．

　一方，病院医療が"病気を治す医療"（キュア主体の医療）であるのに対し，在宅医療は，"生活を支える医療"（ケア主体の医療）である．在宅では，自宅に帰ってこられただけで，精神的にも安定し，自然治癒力を引き出し，患者が元気になる場面に度々遭遇する（よい精神症状が免疫系に働き病気を治すことは，科学的にも立証されている）．

あなたの褥瘡が治るのを温かく見守り，支援します，というラップ療法のコンセプトは，あなたの生活を医療，介護，環境面から支援しますという在宅医療のコンセプト，すなわち"ケア"そのものである[4]．

**文　献**

1) 鳥谷部俊一：食品包装用ラップを褥瘡治療のドレッシング材として用いる．日本褥瘡学会誌．1999；1：180．
2) 鳥谷部俊一：褥創治療の常識非常識─ラップ療法から開放性ウエットドレッシングまで．三輪書店，2005．
3) 泊奈津美，松下えりか，上村真一　他：褥瘡処置と多職種連携〜訪問看護師の立場から〜．日本在宅医学会雑誌．2009；11（1）：41-45．
4) 中野一司：在宅医療が日本を変える─キュアからケアへのパラダイムチェンジ─【ケア志向の医療＝在宅医療】という新しい医療概念の提唱．ドメス出版，2012．

【中野一司，泊奈津美】

## 5　在宅でもできる陰圧閉鎖療法の実際

### A．陰圧閉鎖療法とは？

　陰圧閉鎖療法は，おもに褥瘡などの慢性創傷の治療に用いられる技術であり，創を被覆し管理された陰圧をかけることによって，慢性の局所創傷の治療を促進させる方法である．局所陰圧療法とか単に陰圧療法などと呼ぶこともあるが，世界的創傷用語としては negative pressure wound therapy（NPWT）ということが多い．

### B．陰圧閉鎖療法の歴史

　創傷治癒の歴史において，創傷に機械的な刺激を加えると血管新生と組織増殖が起こるという報告が1911年にある．現在から約100年前の話である．確かに治りにくくなった慢性的な創傷は，少し機械的なデブリードマンなどを行うと，血流が変化し創傷治癒が進むような印象がある．しかし創傷に陰圧をかけると良いという報告は1997年までされていない．陰圧閉鎖療法が報告され，実際に臨床現場で活用されて，まだ20年もたっていないのである．その20年足らずの間に，陰圧のかけ方や専用機械の開発，またわが国においては医療保険算定の導入など，いろいろと進化してきている．

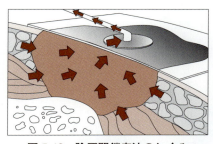 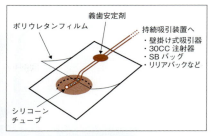

図 5-46. 陰圧閉鎖療法のしくみ
陰圧によって肉芽が寄せられ，浸出液も吸収される

図 5-47. 陰圧閉鎖療法の原法（モデル）
当初は創に直接陰圧用のチューブを付着させていた

## C. 陰圧閉鎖療法のしくみ

　褥瘡などの慢性創傷は，健常の組織が欠損し，肉芽が上昇し上皮化するまで時間がかかる．陰圧閉鎖療法とは，組織が欠損した創面にフォーム材を充填，被覆し，外部から陰圧をかけることで，**図 5-46** のように欠損部を縮小させ，余分な浸出液をドレナージする方法である．陰圧は－80 ～－150 mmHg が効果的であると言われており，その陰圧によって，周囲の血流が増加し，肉芽増殖に適しているとされている．またドレナージによって，局所の感染コントロールにも効果を発揮している．**図 5-47** は陰圧閉鎖療法の原法モデルである．当初は創欠損部に直接ドレーンを挿入していたが，圧や吸収に適したドレッシング材や専用フォーム材の開発で，現在ではより効率的に治療が行えるようになってきた．

## D. 陰圧閉鎖療法の利点

以下の 3 つが利点として挙げられる．

### （1）創傷治癒環境の充実

　創傷治癒が効率的に行われるためには，湿潤状態で管理することが重要である（moist wound healing）．深い欠損創では浸出液も多くなるため，余分な水分を除去する必要がある．陰圧閉鎖療法はほどよい湿潤状態を形成できる．

### （2）処置の回数の軽減

　褥瘡の処置は体位を変更したり，洗浄のために体を移動したりと，処置を受ける側にとってストレスである．交換の回数が減れば患者（利用者）の負担が

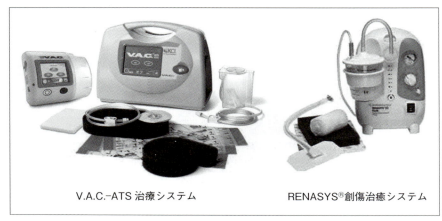

V.A.C.–ATS 治療システム　　　RENASYS®創傷治癒システム

図 5-48. 陰圧閉鎖療法専用機器

軽減する．また，処置を行う医療者にとっても処置の回数が少なくなれば訪問回数も減るので，両者にとっても負担が軽減する．

**(3) 費用対効果**

　処置で一番の費用（コスト）は人件費である．交換の頻度が軽減できれば，当然医療者の人件費が抑えられ，医療費の削減につながる．また処置に必要なガーゼなどの医療物品も使用する回数が減少する．専用の陰圧閉鎖療法の機器を使用すれば，決して安価ではないように思われるが，処置の回数や日数が減少し，総合的な医療費はコストダウンにつながると考える．

## E. 専用機器の導入

　1995 年，アメリカで KCI 社によって特許をもった陰圧閉鎖療法の機械が開発され V.A.C.® 療法として世界に広がっていった．しかし，日本では臨床治験の問題や医療保険の導入の問題があり，日本で公式に使用できるようになったのは 2010 年 4 月からである．現在，日本では V.A.C. 治療システム（ケーシーアイ社）と RENASYS® 創傷治癒システム（スミス・アンド・ネフュー社）が医療保険にて使用することができる（**図 5-48**）．専用の機器が導入されたことで，正しい使用によってより安全になった．しかしその安全のためにも入院して使用すること，使用期間が 28 日以内であることなど，使用条件が制限されて導入となった．

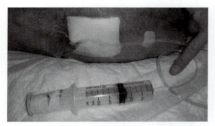
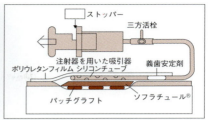

図 5-49. 注射用シリンジを活用して自作した陰圧閉鎖装置

図 5-50. シリンジで陰圧をかける工夫

## F. 在宅でも活用できる陰圧閉鎖療法

陰圧閉鎖療法のメカニズムが理解できれば，同じような陰圧環境を工夫して作ることも可能となる．**図 5-49** は筆者の経験例であるが，日本に専用の機械が導入されるまではこのように自作して治療していた（**図 5-50**）．電気や外部配管を使用せずに簡易にできる方法であり，在宅などでも利用できる．浸出液の量に応じて，排液を確保する備品を考慮したり，装置の固定の仕方を工夫したり，自作の場合には手技の"慣れ"も影響する．

## G. 外来で使用できる専用機器の導入

従来，陰圧閉鎖療法の機器は入院の時以外使用できなかったが，2014 年より外来でも使用できる専用の機器が導入された（**図 5-51**）．

外来でも利用できる PICO® 創傷治癒システム（スミス・アンド・ネフュー社）は陰圧をかけて，余分な浸出液を蒸散させる独自のドレッシングパッドが特徴で，従来のような浸出液を貯留するキャニスターは存在しない．機械も軽量・コンパクトで在宅など移動できる方への活用は有効と考える．しかし，陰圧閉鎖療法を利用する褥瘡の場合には，通常深さがあり，浸出液が多い創で使用する例が少なくない．ある程度浸出液も十分に吸引できて，さらにコンパクトな商品が在宅でも使用できることを期待する．なお，PICO® 創傷治癒システムは外来では保険が適用されるが，現在のところ，在宅では保険の適用はない．

キャニスターや本体を軽量化したサイズの機器が Acti V.A.C.®（ケーシーアイ社）と RENASYS® GO（スミス・アンド・ネフュー社）であるが（**図 5-52**），これらが入院以外で使用できるようになれば，在宅での褥瘡管理はさ

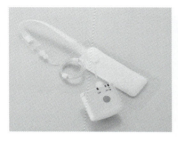
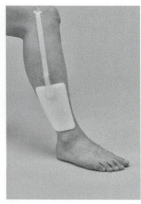

図 5-51. PICO 創傷治癒システム
在宅での専用機器の利用が可能になった

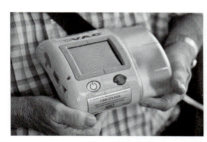
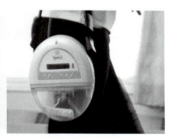

図 5-52. 携帯型の陰圧閉鎖療法機器（左：Acti V.A.C.® 右：RENASYS® GO）

らに効率よくなるであろう．

## H. 在宅での陰圧閉鎖療法を普及させるために

　これからの褥瘡ケアは在宅が中心になっていくことは確実である．限られた時間で効率よく処置を行うために，陰圧閉鎖療法の活用をお勧めしたい．すべての症例に使用するのではなく，陰圧閉鎖療法の利点，欠点を十分理解し，創の状態，浸出液の性状などを考慮した適材適所の使い方が望まれる．創が汚い状態ではどのような治療を行っても治らない．まずは創底管理 wound bed preparation をしっかり行い，創面の改善をみて，陰圧閉鎖療法で肉芽の増殖を図りたい．そして陰圧閉鎖療法活用で忘れてはいけないことは，何よりも安全に使用すること，患者（利用者）に安心して装着いただくよう心がけること

である．効率よく創傷処置を行うためには，"心くばり"を忘れてはならない．

【切手俊弘】

## 6　皮膚の保湿清潔ケアの実際

　便や尿で汚染されることは，創部および褥瘡周囲皮膚の治癒を阻害する要因になる．褥瘡周囲皮膚は，ドレッシング交換時に起こる刺激と，汗や排泄物の接触で皮膚炎を生じやすい環境にある．これらの状況を防ぐために洗浄やガーゼ交換を行うのであるが，1日に数回行ったり，方法を誤ると皮膚の健常な状況を阻害することもある．

　自力で移動や清潔ケアや排泄ケアができない状況の療養者に対して，皮膚の保護をすることで褥瘡の発生を予防する方法や，褥瘡治療をする上でのスキンケアについて述べる．

### A. 皮膚の清潔方法

　便や尿や汗の除去のために，褥瘡周囲をドレッシング交換時に1日1回清拭する．ドレッシングおよび創部周囲に便や尿の接触や，ドレッシングからの漏れが多い場合は，オムツ交換の方法・回収方法の変更が必要である．

　創傷の辺縁に排泄物や浸出液からの浸軟を認める場合は，創傷辺縁部に撥水性皮膚保護剤を塗布する．

#### (1) 洗浄方法

　ガーゼやドレッシング材を固定しているテープは愛護的に剥離する．創部周囲はディスポーザブルグローブを装着し，こすらずに洗浄する．洗浄剤は微温湯を洗浄用のボトルに入れて洗い流す．洗浄剤が残らないようにする．

##### a) 洗浄剤

　「洗浄剤」とは皮膚を清潔にするために用いる材料の総称である．固形せっけんなどもその1つである．皮膚洗浄の目的は，皮膚を清潔にすることである．洗浄には強い摩擦（こする）は必要ない．洗浄剤の特徴を理解することで不必要な物理的刺激を防ぐことができる．洗浄剤は，界面活性剤で洗浄するものと，汚れを浮かして洗浄するものに大別される．

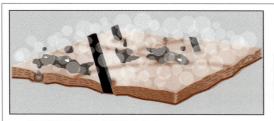 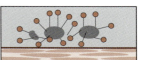

a. 界面活性剤による洗浄の機序

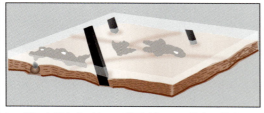 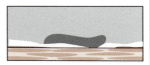

b. 汚れを浮き上がらせる洗浄剤による洗浄の機序

図 5-53. 洗浄の方法の違い

### ①界面活性剤で洗浄するもの

　固形・液状せっけんである．汚れを落とす原理は，界面活性剤が汚れに付着して，水に溶けるようにすることで汚れを除去する（**図 5-53a**）．水に溶ける状態をミセルという．ミセルの状態にするためには，しっかりと皮膚にのせる前に泡をつくることが重要である．泡を立てるためには，泡立て用のポンプ，ネットなどの製品を利用する．また，泡状の洗浄剤を利用する方法もある．

　汚れを落とすために摩擦は必要がない．十分に微温湯で洗い流す．界面活性剤で洗浄したあとには保湿剤などで保護する．

### ②汚れを浮かして洗浄するもの

　汚れと皮膚の間に洗浄剤が入り込んで，汚れを皮膚から浮かせて清潔にするものである（**図 5-53b**）．泡立てる必要がなくて，汚れに対して各製品ごとの説明書に記された適量を塗布する．塗布した後に汚れと洗浄剤をなじませることで，皮膚と汚れの間に浸透し，汚れを浮き上がらせることが可能となる．その後微温湯で洗い流したり，ガーゼやティッシュで拭き取る（**図 5-54**）．拭き取る際に重要なことは強くこすらないことである．

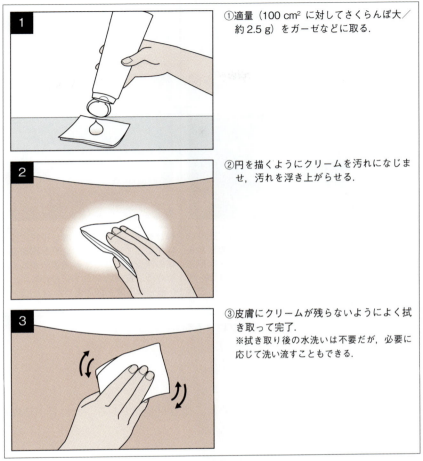

図 5-54. 汚れを浮かす洗浄剤の使用方法

b) 回数，頻度

1日に1回程度の洗浄を目標とする．洗浄回数が多くなる原因として，尿，便失禁がある．失禁についてのアセスメントを行い，貼付できる尿や便の装具を用いるなど，回収方法を工夫することでドレッシングや褥瘡部分の汚染を防ぐことができる．

| テープの種類 | 低伸縮<br>サージカルテープ | 高伸縮<br>フィルムドレッシング |
|---|---|---|
| 剥離の方向と注意点 | 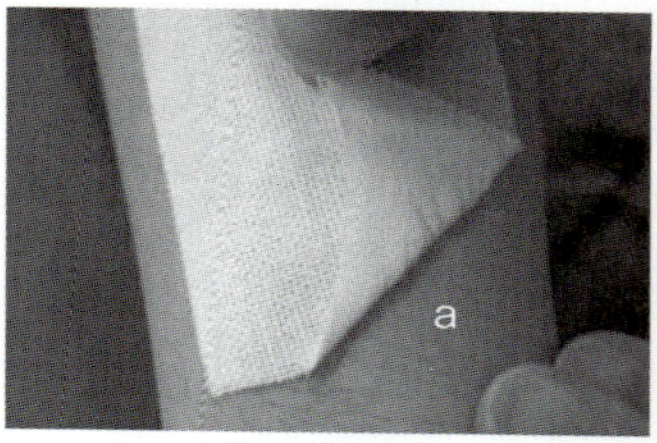 折り返し部分の皮膚に平行に近い状態で剥離することで，皮膚の変形を起こさずに効率的に粘着剤を変形させることができる．同時にa部分の皮膚を押さえることで，さらに皮膚の変形を防ぐ． | 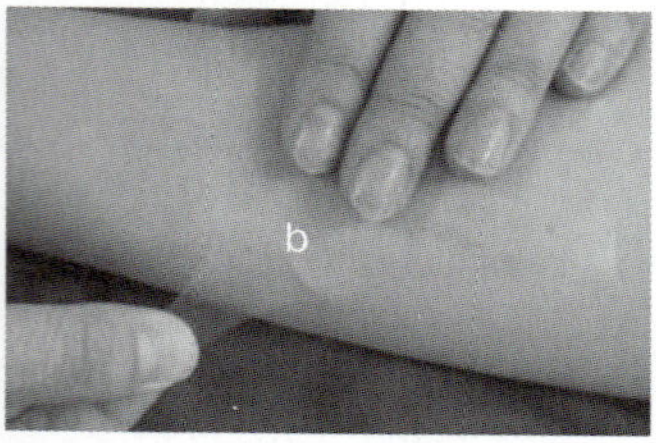 伸びやすい基剤では皮膚と平行に伸ばすことで，粘着剤の変形と接着面積の減少が起こり，剥離刺激が低減できる．皮膚の変形を防ぐために，b部分の皮膚を押さえる． |

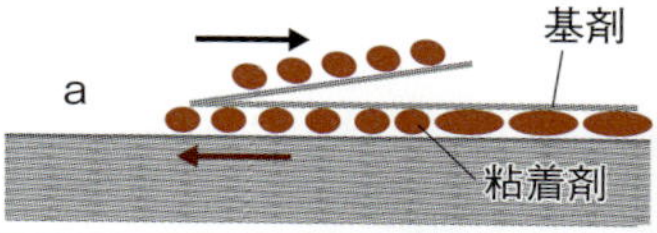

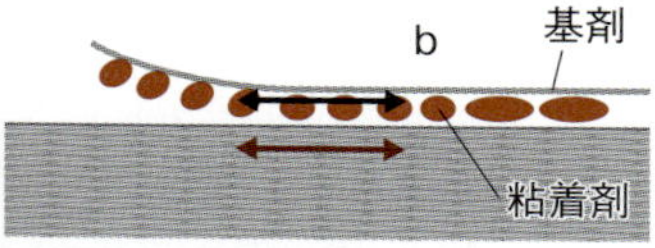

図 5-55. テープによる刺激の軽減方法

## B. 保 湿

洗浄後は皮膚の乾燥を予防するために，保湿が必要である．特に界面活性剤を用いた洗浄後には保湿剤を使用する．

### （1）保湿剤の種類と使い方

保湿剤にはクリーム，ローションなどがある．洗浄後に適量を皮膚に塗布する．

## C. 保 護

### （1）物理的要因の排除

#### a） テープやドレッシング

粘着性をもった製品で繰り返し長期にわたり，貼付や剥離を繰り返すことで角層が薄くなり皮膚バリア機能の低下をきたす．貼付，剥離という日常の行為を注意深く行うことが重要である．

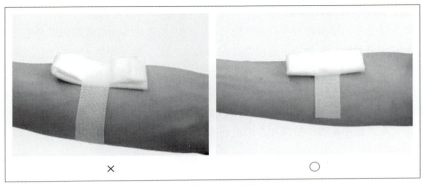

図 5-56. テープの固定方法

表 5-17. 皮膚被膜剤の種類

| 製品名 | メーカー | 容量 | 特徴 |
|---|---|---|---|
| キャビロン | 3M ヘルスケア | 28 mL | スプレー |
| リモイスコート | アルケア | 30 mL | スプレー |
| リモイスバリア | | 160 g | 塗布<br>エマルジョン |
| セキューラ DC | スミス・アンド・ネフュー | 114 g | 塗布<br>エマルジョン |
| セキューラ PO | | 70 g, 159 g | 塗布 |

### ①剥がし方

愛護的に除去する．テープやドレッシングの性質によって伸縮するものと，しないもので剥離方法が異なる（図 5-55）．伸縮するものは，皮膚と平行に伸ばす．伸縮しないものは，折り返して剥がす．必要に応じてリムーバーを使用して剥離する．

### ②ドレッシングの固定，貼付方法

医療用のテープは，皮膚を過度に引っ張って貼付しないようにする（図 5-56）．逆に伸縮するテープやドレッシングはテープを伸ばして皮膚に貼付すると，テープが縮む力が発生して，粘着面にその力が伝わり物理的な皮膚障害を起こすので伸ばさずに貼付する．皮膚被膜剤を塗布，または皮膚保護剤を貼付し，その上にテープを貼る．皮膚保護剤は 1 週間に 1 回程度交換する．こうすることでテープの交換回数が減少し，物理的な刺激を防ぐことができる．

### (2) 化学的要因の排除

　汗，尿などの排泄物を含む化学物質は，その刺激により皮膚障害の発生を誘発する．排泄物の水分による浸軟を引き金にして，排泄物のpHや化学的刺激を防止する．

　方法としては，皮膚被膜剤を利用して接触を予防する．皮膚被膜剤には塗布するものとスプレー型のものがある（**表5-17**）．使用時には皮膚を清潔にして利用する．量や回数は製品ごとの説明書を確認する．

**文　献**

・日本褥瘡学会編：在宅褥瘡予防・治療ガイドブック．113-115，照林社，2008．

【沼田美幸】

## 7　褥瘡ケアにおける多職種連携の実際

### A．"点"での関わりとチーム医療

　在宅ケアは訪問型のサービスが基本となる．訪問診療や訪問看護，訪問介護という"点"の関わりを積み重ねる中で，刻々と変化しうる状況を把握するとともに，適切な介入を行わなければならない．この条件を乗り越えるためには，関わるすべてのスタッフが周到に情報を共有し，チームとして治療やケアにあたる必要がある．褥瘡は局所の問題ではなく，患者の身体・精神的レベルと大きく関与しており，栄養状態も含めた全身的な病態であることを念頭におく．家族，介護者，ホームヘルパー，訪問看護師，ケアマネジャー，デイサービス・ショートステイ先など介護施設のヘルパーや看護師，栄養士，主治医が一丸となってチームを組むことでよりよいケアや治療が実現する．

### B．褥瘡の予防～家族や介護者との関わり

　在宅療養中の要介護者は，臥床している時間が長く，褥瘡発生のリスクは高い．寝たきりのような自力では動けないという状況下では，身体状況そのものを改善させることは難しいため，予防がきわめて重要である．

・体位交換や体圧分散寝具を使用するなどして，同じ場所に余分な圧力がかからないようにする．

・皮膚を清潔に保つ，乾燥肌への保湿，失禁で皮膚が湿潤している場合の皮膚の保護などのスキンケアを行う．

　在宅ケアでは医学的知識をもち合わせていない要介護者や家族介護者に予防を実践してもらわなければならず，医療者はあらかじめ正しい知識と適切なケア方法をわかりやすい言葉で説明しておく必要がある．しかし，要介護者だけでなく，家族も高齢者であることが多く，理解が難しい場合も生じる．個々の症例で，家族や介護者がどれくらい理解できるかを日頃から把握しておくとよい．

> **ポイント**
>
> 　声かけの例　「床ずれは最初に皮膚の色の変化があらわれるので，床ずれができやすい部分はオムツ交換などの際にこまめに観察しましょう，あやしいなと思った時はすぐに訪問看護師や担当医に相談しましょう．」

### C. 治療の開始

　在宅療養中の場合，介護者が褥瘡を発見してその報告を受けることから始まる場合も多い．皮膚の発赤で報告を受ける場合もあれば，深く大きな創を生じた状態で発見される場合もある．主治医は連絡を受けたら早めに診察に伺う．

> **ポイント**
>
> ・正確に褥瘡を評価する．そのためには客観的な記録が重要である．
> 　具体的には場所と位置，大きさ（縦×横），深さ（1～4度），創の色，浸出液の状態，肉芽組織の量，臭い，炎症症状，創周囲の皮膚の状態を記載する．
> ・処置やケアの方法を決定する際には，個々の状況に合致した，家族や介護者が実際に継続できる方法を選択する．

### D. ケアにおける多職種連携〜情報の共有

#### （1）医療者（医師と訪問看護師）の役割

　褥瘡は治療が長くなることが多いため，主治医と訪問看護師との連携は必須である．褥瘡がⅢ度以上の場合，特別訪問看護指示書による医療保険訪問看護

で対応することができる（各14日間，月2回まで発行が可能）．主治医も訪問看護師も，診察時には家族や介護者立ち会いのもとで，創の状態を確認し，医師の指示に基づいたケアや処置を行う．診察時の記録は先に述べたように行い，家族や関わるスタッフ皆で情報を共有できるよう，連絡ノートを作り記載するなど情報共有のための工夫が好ましい．情報の客観性を保つために，時にはデジタルカメラで撮影した写真を供覧することも有用である．

　訪問看護師が主治医の所属する医療機関や事業所から派遣されている場合は，主治医と訪問看護師間の情報伝達が比較的容易であるが，外部の訪問看護ステーションと連携している場合は，電話やファックス，メールなどを用いて密に連絡を取ったり，訪問診療時に訪問看護師が同席する機会を設けたり，定期的に合同カンファレンスを催すなどしてよりよい情報共有を目指したい．

### （2）非医療者（家族やホームヘルパー）の役割

　在宅療養中の場合，日々のケアは家族介護者が行う場合が多く，継続可能なケアや治療法を選択することがとても重要になってくる．家族介護者も高齢で認知症を認める場合や，介護者も要介護者である場合も少なくないので，介護者にとって過度の負担にならないような工夫・アレンジが必要になることも多い．実際，適切なケアを継続することが褥瘡の治癒改善に不可欠であることから，家族介護者の立ち会いや指示のもとに褥瘡ケアを支えるホームヘルパーの役割も小さくない．2005年7月に"医師法第17条の解釈について"として"原則として医療行為ではないと考えられる行為"が厚生労働省医政局長通知として公表され，医療に関連する行為についてヘルパーも弾力的に対応することが可能となった．"専門的な判断や技術を必要としない処置をすることが可能"という記載に基づき，創部の洗浄や保護など複雑ではない処置を行うことはこれに矛盾しないと考えられる．

　ケアや処置方法を統一するためには，医療者が診察時には定期的に家族介護者やホームヘルパーに立ち会ってもらい，ケアや処置方法を指導する．状態の変化や，治療やケアの変更がある場合には連絡ノートに記載し，情報共有に努める．

### （3）介護施設（デイサービスやショートステイ）の役割

　要介護者が在宅療養中の場合，デイサービスやショートステイなどを利用していることが多い．このような介護施設はケアや処置を要する状態でも利用でき，さらに滞在中に適切なケアや処置が継続できる．そのためには施設のヘル

パーや看護師と連携をとることが重要である．具体的には，訪問看護師が看護サマリーを作成しケア指針や処置手順を具体的に伝える，日常で使用している連絡ノートを持参する，電話やファックスでやりとりをする，などで情報交換を行い，途切れのないケアを継続する．

### (4) ケアマネジャーの役割

　要介護者がよりよい在宅療養を実現するためには，医療と看護，両方の側面から質を高める必要がある．ケアマネジャーの役割は，要介護者と家族に寄り添い，要介護度に見合った必要な介護サービスをコーディネートすることである．褥瘡ケアでは，主治医や訪問看護師は必要な治療やケアを実現するために必要なサービスをケアマネジャーと相談しながら導入・調整する．具体的には，介護ベッドやエアマットレスなどの介護用品，自宅での生活をサポートするホームヘルパー，要介護者と家族の要望にそった介護施設でのサービスなどの調整を行う．医療と介護，介護と家族の橋渡しがケアマネジャーの役割である．

**＜参考症例＞**

74歳　女性　認知症，日常生活自立度C2

　認知症と診断されて約5年経過し，臥床する時間が増えたことをきっかけに仙骨部に褥瘡を認めるようになった．通院も困難で褥瘡が完治しないため，ケアマネジャーからの紹介があり，訪問診療導入となった．

**家族背景**：78歳の夫と2人暮らし，ほかの家族は近隣に住んでいない

**介護保険**：要介護5，デイサービス・ショートステイを定期的に利用

**訪問介護**：自宅療養中はほぼ毎日ホームヘルパーを利用．訪問診療を開始するのと同時に週1回の訪問看護を導入した．

　主介護者の夫に毎日のケアが褥瘡治癒には必要なことを説明．

①エアマットは以前より使用中であったが，体位交換が必要であること

②栄養状態の改善のためには日々の経口摂取が大切であること

　→具体的には，低栄養の状態があり，経口栄養剤を処方するとともに，1日1食は宅配弁当を依頼し必要なカロリーを補うことにした．

③具体的な褥瘡のケア方法

　→高齢な夫の理解力を考慮して，平易な方法をとる必要があった．しかしそれでも夫が一人で行うことは難しく，ホームヘルパーがオムツ交換や清拭をする際に，夫と一緒に観察しケアを行うことにした．

　医療者が診察時にはホームヘルパーにも立ち会ってもらい，ケアや処置方法

を直接指導し，関わるすべてのスタッフが情報共有できるよう連絡ノートに記載した．

デイサービスとショートステイを継続したいという希望があり，施設と密な連携をとることを心掛けた．各施設には，訪問看護師からケアの方法や注意点を記載した看護サマリーを送付し，適宜情報提供を行った．滞在先からは滞在中の様子や褥瘡の状態を情報提供してもらい，次の診療に役立てた．

> **ポイント**
>
> 主治医，訪問看護師，家族介護者，ホームヘルパー，ケアマネジャー，介護施設スタッフ，それぞれの立場からの褥瘡ケアにおける関わりを述べたが，"点"の関わりを積み重ねる在宅療養において，チームとしてうまく連携して支援を行うためには，訪問看護師が要になる必要がある．その上で，関わるすべてのスタッフが周到に情報を共有し，チームとして途切れなくケアや治療を継続できるような環境を保つことが，褥瘡治療の成功につながる．

【髙谷陽子，川越正平】

## 8 癌性潰瘍への対応

癌性潰瘍のケアと，褥瘡ケアとは次の点で大きく異なる．すなわち，癌性潰瘍は基本的に治癒を目標としてケアすることができないため，ケアの主体は癌性潰瘍による苦痛症状：疼痛，出血，悪臭のコントロールに主眼がおかれることになる．一部がんにおける小病変についてはブレオマイシン軟膏や5FU軟膏による腫瘍の縮小効果が期待でき，また，浅い皮膚腫瘍についてはモーズ軟膏の使用により，局所的には病変自体を完全に除去できる場合があるが，これは例外的なことである．

本項では癌性潰瘍による疼痛，出血，悪臭のケアについて述べ，最後にモーズ軟膏について若干の解説を行う．

### A. 疼 痛

癌性潰瘍による疼痛は，がん自体の皮下組織への浸潤により局所で起こる侵

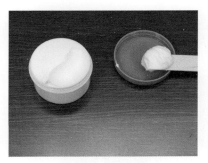

図 5-57. 親水軟膏

害受容性疼痛と癌性潰瘍により起こる皮膚びらん面の表在痛が合わさった疼痛である．前者については WHO 方式がん疼痛治療法に基づいた鎮痛薬の全身投与により緩和できる．しかし，後者の表在痛については鎮痛薬の全身投与が有効であることは少ない．表在痛は皮膚のびらん面において露出した真皮層の自由神経終末が刺激されて起こる疼痛である．接触刺激により誘発される痛みであり，癌性潰瘍の処置をする時などに強く感じられる．この表在痛に対しては局所麻酔薬を使用することが多い．局所麻酔薬としてはリドカイン製剤（ゼリー，スプレーなど）を使用する方法，軟膏に混ぜて塗布する方法がまず考えられる．しかし，リドカインはそれ自体にやや刺激性があるため，塗布する時に若干の痛みを感じることが多い．また，スプレータイプではアルコールが液剤に含有されているので，びらん面ではアルコール刺激により疼痛を誘発する場合が多い．なお，リドカインはびらん面から吸収されやすく，添付文章上はびらん面への塗布は推奨されていない．軟膏に混合する場合にはリドカインゼリーを使用する方法，局所麻酔液を使用する方法などがみられる．リドカインの濃度としては 2% 程度の濃度は必要となる．筆者は局所麻酔薬としてアミノ安息香酸エチルを使用している[1]．アミノ安息香酸エチルは歯科領域で頻用されている局所麻酔薬であり，粉末で入手可能である．このアミノ安息香酸を重量パーセントで 10% の濃度になるように親水軟膏に混合し，局所に塗布する．包交の間隔はおおむね一日 1 回から 2 回でよい．

軟膏基剤には親水軟膏（図 5-57）を用いるのがよい．親水軟膏の組成は**表 5-18** の通りであり，ワセリンベースの軟膏基剤である．親水軟膏は非常にやわらかい軟膏でありびらん面には接着しづらく，流水にて簡単に洗い流せる．

表 5-18. 親水軟膏の組成

| | |
|---|---|
| 白色ワセリン | 250g |
| ステリルアルコール | 200g |
| プロピレングリコール | 120g（保湿剤） |
| ポリオキシエチレン硬化ヒマシ油 | 40g |
| モノステアリン酸グリセリン | 10g |
| パラオキシ安息香酸メチル | 1g（防腐剤） |
| パラオキシ安息香酸プロピル | 1g（防腐剤） |
| 精製水 | 適量 |
| 全量 | 1,000g |

したがって，油性軟膏やマクロゴール基剤の軟膏と比べて軟膏を除去する時の刺激が少なく，処置に伴う疼痛の発現を最小限にできる．また，マクロゴール基剤に比べて水分を吸収してゲル状になりにくいため，浸出液の多い病変においても軟膏がゲル化して流れ出すことが少なく，軟膏内の薬剤が安定して局所に接触し続けられる利点がある．

### B. 出 血

癌性潰瘍からの出血のコントロールは局所の対応が中心となる．癌性潰瘍からの出血は，病変の表面からじわじわと出血するパターン（oozing パターン）と病変の表面に露出している血管から出血するパターン（血管性パターン）に大別される．

**（1）Oozing パターン**

Oozing パターンはびらん面の毛細血管からの滲むような出血であり，出血点がはっきりしない面状の出血となる．これに対してはびらん面全体を覆うように止血作用のある薬剤を塗布する必要がある．筆者はこのような出血に対しては，親水軟膏に 0.001％の濃度になるように外用ボスミン®液を混合したボスミン®親水軟膏を主に使用している[2]．包交の方法としては，局所を洗浄した後，ガーゼに十分な量のボスミン®親水軟膏を塗り，局所全体を覆うようにガーゼを貼付する．包交の頻度は出血の程度に合わせて行う．古い親水軟膏は疼痛の項でも述べているが，流水で容易に流し去ることができるために包交時

の出血を誘発するリスクは低く，この点も出血のケアに対しては有用である．ボスミン®には血管収縮作用があり，軟膏接触面において表在毛細血管を収縮させる．この作用によってoozingパターンの出血は比較的コントロールをすることができる．0.001％の濃度であれば全身血圧に対する影響はほとんど見られない．疼痛の項で親水軟膏にアミノ安息香酸エチルを混合する方法を述べたが，ボスミン®とアミノ安息香酸エチルを併せて親水軟膏に混合することは可能である．混合後2週間程度は，若干軟膏の色合いが黄色に変化するものの，混合されている薬剤は安定している．また，ボスミン®親水軟膏以外では，水酸化アルミニウムゲル液（マルファ®液）を病変に散布する方法も試してみる価値がある．水酸化アルミニウムゲル液には粘膜表面の保護作用があり，膀胱出血に対して膀胱内に注入することがある．同じ原理でoozingパターンの出血に対しても出血量が少ない時には有効なことがある．水酸化アルミニウムゲル液は消臭作用もあり，悪臭のコントロールと併せて一剤で対応することができる．

**(2) 血管性パターン**

血管性パターンの出血は，出血点が比較的明らかであるので，圧迫止血を行うか，出血点に止血作用のある薬剤を接触させて止血する．圧迫止血は基本的な止血手技であるが，組織が非常に脆弱である癌病変では，圧迫したガーゼを取り外す際に再出血することが多い．そのため，圧迫止血が有効でない場合には，アルギン酸ナトリウム製剤であるアルト™原末またはカルトスタット®や，コラーゲン使用吸収性局所止血剤（アビテン®）を出血点の血管に直接塗布する方法が推奨される[3]．カルトスタット®は綿状に成形されているために適量を直接出血点に乗せるようにする．アルト™は粉末状であるため，適量を出血点に散布する．アビテン®はシートタイプになっており，適当な大きさに切って局所に貼付する．

## C. 悪 臭

癌性潰瘍は時に悪臭を発することがある．悪臭の原因は癌性潰瘍に存在する壊死組織における主に嫌気性菌の感染である．悪臭対策としては，臭気の吸着と原因となる感染の改善が挙げられる．臭気の吸着には水酸化アルミニウムゲル液を浸したガーゼを局所に塗布する方法[4]，癌性潰瘍を覆うガーゼに活性炭シートを挟む方法などがある．水酸化アルミニウムゲル液は臭気の元になる粒

子を吸着する作用があり，臭気対策には有用である．水で10倍程度に稀釈して使用しても十分な効果が現れる．

　感染の改善については，血流のほとんどない壊死組織における感染が原因であるため，抗生物質の全身投与は有効ではない．一般には嫌気性菌をターゲットにして，メトロニダゾールまたはクリンダマイシンを軟膏に混合して局所に塗布する方法をとる[5]．メトロニダゾールの粉末は試薬としてしか入手できず，内服薬や膣錠を粉砕して軟膏に混ぜる必要があるため，筆者はクリンダマイシンを第一選択として推奨したい．軟膏基剤には親水軟膏，マクロゴールいずれも使用可能である．調整濃度は3％程度がよいとされている．2015年5月から癌性皮膚潰瘍臭改善薬として0.75％のメトロニダゾールゲル製剤（ロゼックス®ゲル0.75％）が発売された．ゲル製剤であるため親水軟膏と比較して製剤が乾燥しやすく，ガーゼを剥がす時に十分に生理食塩水でガーゼを濡らすなどの工夫をしないと出血を誘発しやすい難点はあるものの，市販製剤として発売されたことにより癌性悪臭治療がより簡便に導入できるようになった．欧米の文献には「ヨーグルト」を塗布する方法も紹介されている[4]．ヨーグルト内の乳酸菌が嫌気性菌と菌交代を起こすことで消臭効果を期待して使用する．前述の薬剤が調達できない時，軟膏の調整が難しい場合には試してみてもよい方法と思われる．

### D. モーズ軟膏

　モーズ軟膏は塩化亜鉛，亜鉛華デンプン，グリセリンを混合して作成する軟膏である．モーズ軟膏により比較的浅い皮膚腫瘍は硬化固定され，容易にメスで削り取るように切除できる[6]．小病変であればこの処置を繰り返すことで局所的に消失させることはできる．すでにでき上がってしまった癌性潰瘍は病変として大きく，また皮膚に深く浸潤していることが多いためモーズ軟膏はあまり有効ではないが，今後癌性潰瘍に発展すると考えられる小さな皮膚病変に対して予防的に用いることは可能であると考えられる．

### 文　献

1) 茅根義和：がんの痛みへの対応；乳がん．今月の治療．2004；12（9）：17-23.
2) 茅根義和：エピネフリン含有親水軟膏により乳癌皮膚病変よりの出血及び滲出液が減少し，全身状態が改善した一例．日本在宅医学会雑誌．2006；8（1）：104-105.
3) 行田泰明：出血の対処法．チャレンジ！在宅がん緩和ケア．平原佐斗司，茅根義和編．164-171．南

山堂，2009.
4) Alexander Waller, et al.：Smelly Tumors. Handbook of Palliative Care in Cancer 2$^{nd}$ edition, 87-90, Butterworth-Heinemann, 2000.
5) 吉沢明孝，石黒徹：臭いの管理．わかる　できるがんの症状マネジメントⅡ，239-241，三輪書店，2001.
6) 竹森康子，増山実雄他：モーズ軟膏を使用した有棘細胞がんの2例．日病薬誌．2009；45（2）：209-211.

【茅根義和】

# ワンポイントアドバイス
## ～困った時には～

### 褥瘡の治癒が遅れている場合

　いつまで経っても褥瘡の治癒が実感できない時がある．炎症期の褥瘡がいつまで経っても変化なく肉芽がなかなか出てこない時，肉芽形成は進んでいるが上皮化がなかなか進まず創が縮小してこない時，時に経験することがある．このままの方法でやっていて，褥瘡は治るのであろうかと不安になる．こんな場合はどのように考えればよいのだろう．

　まず考えるべきことは，褥瘡の治療にはそれなりの時間がかかるということである．皮下組織に達する褥瘡であれば，適切に治療を行っても3～4か月の時間がかかることが少なくない．もし何らかの治癒遅延因子があれば，さらに時間がかかってしまうことも十分に考えられるのである．行っているケアは違っていなくとも，見た目にはなかなか変化が出てこないことも十分考えられるのである．

　それでも不安な時には，褥瘡の治癒を妨げる要因をもう一度考え，リストアップすることが重要である．

　褥瘡患者は低栄養であることが多く，栄養量の問題や亜鉛などの微量元素の問題が未解決であることが少なくない．また，適切な体圧分散寝具が用いられているか，介護上のポジショニングは適正に行われているか，などについても改めて考えてみるとよい．

　褥瘡がどの時期にあり，適切な治療への方向性を保っているかどうか，さらに，その治癒が遅れていないかどうか，遅れているとすればその原因はどのようなものか，解決法はないのか，この考え続ける作業こそが，在宅褥瘡患者を全体的に看ることにとって重要なことではないかと考える．

【鈴木　央】

# ワンポイントアドバイス
## ～困った時には～

## 肉芽が大きくなりすぎた時

　褥瘡治療の過程で肉芽が生じてきた時，治療者は一安心することが多い．管理の困難な炎症期を切り抜け，上皮形成の前触れである肉芽が生じてきているためである．しかし，この肉芽が，過剰に盛り上がり，上皮形成を阻害することもある．こんな時にどうしたらよいだろう．

　まずは，肉芽形成を促すトラフェルミン（フィブラスト®スプレー）などの薬剤を使用している場合はそれを中止する．肉芽が適切にコントロールされれば，上皮形成促進薬を使用しなくともほとんどの場合は上皮化する．

　この方法によっても改善しない時は，肉芽に対してステロイド軟膏を塗布する．この方法によって，適当なサイズまで小さくなればステロイド使用を中止する．ほかに，スルファジアジン銀（ゲーベン®クリーム）やポビドンヨード・シュガー（イソジン®シュガー），カデキソマーヨウ素（カデックス®）などの消毒薬を塗布するという方法も考えられるが，実際にはステロイド程の効果が得られないことが多い．

　この方法によっても肉芽が消退しない時，肉芽を除去することを考えてみてもよい．硝酸銀で焼灼する方法もあるが，焼灼深度がコントロールしにくいので，筆者は用いていない．このため，メスを使って肉芽を一部切除する．麻酔の必要はないが，出血が問題となる可能性がある．切除後，アルギネートドレッシングを使用して止血すれば，ほとんどの場合は問題なく止血する．

【鈴木　央】

# ワンポイントアドバイス
## ～困った時には～

### 巨大なポケットに遭遇した時

　ポケット合併褥瘡は難治性であることが多く，その対応に難渋することが多い．言うまでもなく，創部を引きずらないような介護の工夫，ポケット内のきちんとした洗浄，浸出液が多い場合はポビドンヨードシュガーなどの抗菌軟膏製剤の使用，改善が期待できなければ陰圧閉鎖法，それでも炎症が持続するのであればポケットの切開，などが検討される必要がある．これらは，もちろん基本であるが，筆者が提案したいのは，もしそのポケット合併褥瘡がわずかでも肉芽を形成しているのであれば，トラフェルミン（フィブラスト®スプレー）を創傷被覆材とともに使用することである．個人的な経験では，肉芽が増生することでポケットが閉じてしまうことが少なくないのである．もちろん中には炎症がコントロールされていなければ，肉芽が増生せず，いつまでもポケットが閉じないケースもないわけではない．このようなケースには，やはり抗菌作用をもつ軟膏剤を併用することが基本と考えられるが，実際の現場ではさほど多いわけではない．

　また，併用する創傷被覆材については，毎日貼り替えを行うのは経済的に負担が大きいとの声が上がるだろう．ところが，近年の創傷被覆材であるハイドロサイト®ジェントルやハイドロサイト®ライフ，アクアセル®Agフォームなどは貼り付け部分がシリコンゲルであるため，一度剥がして創面にトラフェルミン（フィブラスト®スプレー）を散布した後，同じドレッシングを再貼付することができるのである．また，いわゆるラップ療法が衛生材料として販売されているモイスキンパッド®も併用可能である．条件が合わないケースもありうるが，条件さえ合えば一度は試してみるといいかもしれない．

【鈴木　央】

# ワンポイントアドバイス
## ～困った時には～

## 専門ナースとの協働

　「褥瘡から悪臭のある排膿がある」「何年も治らない褥瘡がある」「やっと治ったのに，すぐ再発してしまう」など，訪問看護師が抱える褥瘡ケアの悩みは大きい．在宅褥瘡ケアにおいて訪問看護師は，健康と生活の両機能をあわせもった看護の提供（医師の指示に基づく治療的な看護の提供と，生活の視点からの看護の提供）を行い，他職種間の調和・調整を行っていることから，効果的な協働のための中心的役割が期待される．

　2012年度診療報酬改定により「専門性の高い看護師の訪問看護」として，訪問看護師と皮膚・排泄ケア認定看護師 Wound, Ostomy and Continence Nurse（WOCN）の同行訪問が診療報酬に反映された．この制度を利用して，WOCN を人的資源として活用することは，在宅褥瘡ケアの質の向上さらには，療養者の QOL の向上に繋がるものと考える．

　訪問看護師が WOCN の同行訪問を必要とする褥瘡相談は，①ケア方法が見出せない場合，②長期間治癒しない場合，③褥瘡の再発・繰り返すスキントラブル，などである．褥瘡感染の場合は，医療的な全身・局所管理が重要であるため，かかりつけ医と連携を図り，適切な治療を行う必要がある．また，繰り返すスキントラブルは，皮膚疾患が原因にある可能性もあるため，皮膚科医との連携を図り，専門医による診断と治療が必要である．

　訪問看護師は，最善の褥瘡ケアを尽くしても治癒・改善を認めない，もしくは悪化している状況に対し，ケア方法が見出せない状況で WOCN へ相談依頼をする場合が多い．褥瘡相談は，相談者（訪問看護師）が"困った時"が"知りたい時"であり，知識・技術の学習効果が上がる時期でもあると考える．一方，WOCN は，同行訪問によって，褥瘡の状態や訪問看護師の悩む姿を目の当たりにすると，これまでの必死な看護や介護が手に取るように解り，「もう少し早い段階でお手伝いさせていただけたら…」と感じる場面が多くある．

　それでは WOCN への褥瘡相談の依頼は，どのような時期が好ましいのか．

- 具体的な褥瘡状態としては，感染を発症している，壊死組織がある，ポケットが拡大している，褥瘡が多発している，など，前回の訪問看護時とは違う状態，異常を認める変化をしていると判断した時．
- 著明な感染徴候（発赤・腫脹・熱感・疼痛・排膿・悪臭・発熱など）はないが，創面にぬめりが出てきた，浸出液が多くなった，肉芽が変化（浮腫・乾燥）している，DESIGN-R評価が変化しない時，創辺縁部が肥厚している，創周囲皮膚が浸軟している時．
- 治癒した褥瘡が，再度同一部位に発症した，スキントラブルの悪化はないが，繰り返している時．
- 現在の褥瘡ケア方法に対する評価・継続・見直しの検討を必要とする場合．

などである．

　これら，褥瘡悪化・治癒遅延・再発の要因は，療養者自身や生活環境，ケア方法の中に潜んでいる．療養者自身の要因としては，①日常生活自立度，②病的骨突出，③関節拘縮，④栄養状態，⑤浮腫，⑥多汗，⑦尿・便失禁がある．生活環境・ケア方法の要因としては，①体位交換，②寝具，③頭側・下肢挙上，④スキンケア，⑤栄養状態，⑥リハビリテーション，⑦介護力，などがある．また，在宅の場合，療養者・介護者の価値観，人生観，ライフスタイル，経済力，褥瘡に対する思いなども，褥瘡ケアに影響を与える要因となる．

　在宅褥瘡ケアにおいて，訪問看護師だけでは見出しにくい，専門的な褥瘡ケアの視点（特にアセスメント）は，WOCNの専門的な知識と技術の提供や，協働によって補完し合うことが可能である．

　褥瘡相談の方法は，顔の見える情報共有手段やメールなどの連絡体制を調整することが必要である．また，情報交換時には，創状態の変化が読み取れる，写真の提示が望ましい．撮影のポイントは，創周囲の状態や部位が明確にわかるように，日頃より，「全体像」「局所の拡大像」を撮影しておくことである．

　ぜひ，近隣の病院・在宅WOCNと顔見知りになっていただき，褥瘡ケアに困った時，気軽に相談できる関係を築き，WOCNを有効活用していただくことを期待する．

【岡部美保】

# ワンポイントアドバイス
## ～困った時には～

### 在宅医療とICT（情報通信技術）

　在宅医療の世界は近年急速に変化してきている．その1つがICTを用いた情報共有体制の導入であろう．在宅医療推進の波に乗り，多くの地域でICTを用いた多職種情報共有が検討され，導入されている．当地域でも，患者情報を厚労省，総務省の設定したガイドラインに準拠したクラウド内に保管し，許可されたメンバーだけが，パソコンやスマートフォンでアクセスできるシステムを導入している．確かに，在宅褥瘡ケアでは，さまざまな職種が関わりチームとして機能する必要があるため，ICTの有用性は高い．まず創部の写真を共有することで，普段は訪問時に創の観察を行うことの少ない職種，例えばホームヘルパーや薬剤師，歯科医師，管理栄養士，理学療法士，福祉用具専門相談員等にも，創のアセスメントを共有することができる．それぞれの職種が自分の行っているケアの効果を実感することができて，大変有用なツールとなる．全身状況の確認としても，血液検査による栄養状態の評価を共有することや，それぞれの専門職の立場から行ったアセスメントを共有することもできる．

　ところがこのICTを導入したものの，まったく使用されていない地域もあるということである．1つはICTの使用方法がわからない，新たなシステムに対応することによって仕事量が増えてしまうという一面もあるかもしれない．しかし，最も大きな理由は，もともと在宅できちんと顔の見える関係性が作られていないということであろう．その関係性がなければ，このようなICTでコミュニケーションを行う必要性が生じてこないのである．ICT時代の在宅医療には，在宅チーム間のより密接な「顔の見える」「腹の見える」関係性が重要となる．そしてその結果「リスペクトし得る」関係性に昇華することが，また重要と考えるのである．このことは，地域におけるチーム医療としての深化であると同時に，その地域における地域包括ケアの重要なプロセスの1つとなるのである．

【鈴木　央】

# 第6章

# 治療に使用する材料ガイド

## 1 ドレッシング材

| 種類 | 特徴 | 商品名 | 仕様 | コメント |
|---|---|---|---|---|
| ポリウレタンフィルム | 薄いポリウレタンのフィルムである．NPUAPステージ1の褥瘡であれば，本材を貼り付けるだけで治癒することも少なくない．また，他のドレッシング材を上から覆うセカンドドレッシング材として使用されることもある．保険未適応なので，医療サイドの持ち出しになることが多い．滅菌されたものは高価であるために，未滅菌のロールタイプのものを，状況に合わせて切って使用することが多い | オプサイトウンド | ① 6×7cm　100枚入<br>② 10×12cm　50枚入<br>③ 15×20cm　10枚入<br>④ 12×25cm　20枚入 | 貼付面の柔軟性がやや少なく，きれいに貼り付けるには技術を要する |
| | | オプサイト・フレキシフィックス | ① 5cm×10m<br>② 10cm×10m<br>③ 15cm×10m | オプサイトフィルムをロール状にしたもの．未滅菌である |
| | | カテリープ | ① 6×8cm　35枚入<br>② 8.5×11cm　30枚入<br>③ 11×14cm　25枚入<br>④ 18×20cm　10枚入<br>⑤ 6×55cm　20枚入<br>⑥ 11×55cm　20枚入 | 粘着面に触れず貼付できるのでやや貼りやすい．⑤⑥は術創用 |
| | | カテリープFSロール | ① 5cm×10m<br>② 10cm×10m<br>③ 15cm×10m<br>④ 20cm×10m | カテリープのロールタイプ．未滅菌であるため安価 |
| | | キュティフィルムEX | ① 5×7.5cm　100枚入<br>② 7.5×10cm　100枚入<br>③ 10×14cm　50枚入 | 創傷部位を保護し湿潤環境を守る．不感蒸泄を妨げない |

| 種類 | 特徴 | 商品名 | 仕様 | コメント |
|---|---|---|---|---|
| | | テガダーム | ① 4.4×4.4cm　100枚入<br>② 6×7cm　100枚入<br>③ 10×12cm　50枚入<br>④ 10×25cm　20枚入<br>⑤ 15×20cm　10枚入<br>⑥ 20×30cm　10枚入<br>⑦ 6×7cm　20枚入<br>⑧ 10×12cm　10枚入<br>⑨ 7×8.5cm　100枚入<br>⑩ 8.5×10.5cm　50枚入 | バリエーション豊富，パッドつきもある．一枚ずつ滅菌されているので，褥瘡使用に対してはハイコストである |
| | | テガダームHP | ① 6×6cm　100枚入（角型）<br>② 6×7cm　100枚入（角型）<br>③ 10×12cm　50枚入（角型）<br>④ 11.5×12cm　12枚入（仙骨部用）<br>⑤ 5.4×6.4cm　50枚入（楕円）<br>⑥ 10×11.5cm　50枚入（楕円）<br>⑦ 14×16.5cm　10枚入 | HPは親水性粘着材なので多少湿潤していても可 |
| | | パーミエイドS | ① 4×5cm　100枚入<br>② 6×6.5cm　100枚入<br>③ 10×12cm　50枚入<br>④ 15×18cm　10枚入<br>⑤ 25×15cm　10枚入 | 創傷部位を保護し湿潤環境を守る．不感蒸泄を妨げない |
| ハイドロコロイド | 創面で浸出液により融解し，湿潤環境を維持する．溶けたハイドロコロイドは独特の臭気を発し，ドレッシングの外に漏れると，健常皮膚に対して刺激になることがある．意外と吸着力が強く，貼り替え時に強く創面を伸展しポケットを形成することがあるので注意が必要 | アブソキュアーウンド | ① 10×10cm　5枚入<br>② 15×20cm　3枚入<br>③ 20×20cm　3枚入<br>④ 20×30cm　3枚入 | 皮下組織にいたる創傷用 |
| | | アブソキュアーサジカル | ① 5×10cm　20枚入<br>② 5×20cm　20枚入<br>③ 10×10cm　20枚入<br>④ 10×20cm　20枚入<br>⑤ 20×20cm　10枚入 | 真皮にいたる創傷用 |
| | | コムフィール アルカスドレッシング | ① 4×6cm　30枚入<br>② 10×10cm　5枚入<br>③ 15×15cm　5枚入<br>④ 20×20cm　5枚入 | 皮下組織にいたる創傷用 |
| | | テガダームハイドロコロイド | ① 7×9cm　5枚入（楕円形）<br>② 10×10cm　5枚入（正方形）<br>③ 10×12cm　3枚入（楕円形）<br>④ 14×17cm　（楕円形）<br>⑤ 15×15cm　（正方形）<br>⑥ 特殊形　6枚入（仙骨部用） | 皮下組織にいたる創傷用．ディオアクティブよりやや硬い．創面が透けて見えやすい．浸出液が出た部分は不透明となる |

## 第6章 治療に使用する材料ガイド

| 種類 | 特徴 | 商品名 | 仕様 | コメント |
|---|---|---|---|---|
| | | テガダームハイドロコロイドライト | ①10×12cm　10枚入(楕円形)<br>②10×10cm　5枚入(正方形)<br>③13×15cm　10枚入(楕円形)<br>④14×17cm　（楕円形）<br>⑤17×20cm　（楕円形） | 真皮にいたる創傷用．テガダームハイドロコロイドよりも透明．創面が透けて見えやすい．浸出液が出た部分は不透明となる |
| | | デュオアクティブCGF | ①10×10cm　5枚入<br>②15×15cm　5枚入<br>③15×20cm　5枚入<br>④20×20cm　5枚入<br>⑤20×30cm　5枚入 | 皮下組織にいたる創傷用ドレッシング．テガダームに比較するとやや柔らかめである．以前より吸着力をやや弱くし，交換時の悪化を防ぐ．テガダームより透明性に欠ける |
| | | デュオアクティブET | ①7.5×7.5cm　20枚入<br>②10×10cm　10枚入<br>③15×15cm　10枚入<br>④5×10cm　20枚入<br>⑤5×20cm　10枚入 | ディオアクティブより薄く作られているためより浅い創に向く．半透明であり，貼付後創観察がある程度可能．真皮にいたる創傷用 |
| | | デュオアクティブETスポット | 3.8×4.4cm　20枚入 | |
| | | ビジダーム | ①5×7.5cm　100枚入<br>②10×10cm　50枚入<br>③15×20cm　10枚入 | 薄く半透明のため創の観察が可能．一方，Ⅱ度以上の褥瘡には厳しい．フィルム材の亜形として使用されることもある．保険適応がない |
| ハイドロジェル | 乾燥した創に向く．ゼリー状の形状であるため，創を被覆したのち，ポリウレタンフィルムや不織布やガーゼなどにて二次ドレッシングが必要 | イントラサイトジェルシステム〈アプリパック〉 | ①8g<br>②15g<br>③25g | ゼリー状のハイドロジェルをノズルつき容器に充填したもの<br>創を5mm程度の厚さで覆った後，二次ドレッシングにて被覆 |

# 1　ドレッシング材

| 種類 | 特徴 | 商品名 | 仕様 | コメント |
|---|---|---|---|---|
| | | イントラサイトジェルシステム〈コンフォーマブルドレッシング〉 | ① 10×10cm（7.5g）<br>② 10×20cm（15g）<br>③ 10×40cm（30g）<br>大きさ（含有ハイドロジェル量） | 不織布ガーゼにハイドロジェルを浸透させたもの |
| | | グラニュゲル | 15g/本　10本入 | 創部に充填しその後ガーゼまたはフィルムで被覆 |
| ハイドロファイバー | ハイドロコロイドをファイバー化．このため，吸水力がより強くなり，ガーゼの7～8倍の吸水力をもつ．浸出液は内部に閉じこめられ，創部への逆戻りを抑える．皮下組織に達する創傷用 | アクアセル | ① 5×5cm　10枚入<br>② 10×10cm　10枚入<br>③ 15×15cm　5枚入<br>④ 2×45cm　5本入 | 原料はハイドロコロイドと同じ．繊維化され不織布状になっているため，アルギネート材と同等に二次ドレッシングを行いながら使用する |
| | | アクアセル・Ag | ① 5×5cm　10枚入<br>② 10×10cm　10枚入<br>③ 15×15cm　5枚入<br>④ 20×30cm　5枚入<br>⑤ 2×45cm　5本入 | アクアセルに銀イオンを添加し，抗菌効果を高めたもの．緑膿菌への抗菌活性が証明されている |
| ハイドロポリマー | 浸出液を吸収して，適切な湿潤状態を維持する．水分吸収するとパッドの部分が膨張する．基材がゲル化して創面にこびりつくことがないので，交換が容易．貼付するためのテープはポリウレタンカバーフォームと呼ばれ，吸着力が強すぎず，適度であることも評価されている．全体的に高価格．皮下組織に達する創傷用 | ティエール・ハイドロポリマードレッシング | ① 3×5cm　10枚入<br>② 7×7cm　10枚入<br>③ 11×16cm　5枚入<br>④ 14×14cm　5枚入<br>⑤ 10×12cm　5枚入（仙骨部用）<br>⑥ 11×11cm　10枚入<br>ハイドロポリマーパッド部面積を示す | ハイドロポリマーパッドが浸出液を吸収し創面に適度な湿潤環境を与える．中央部のパッド部分が浸出液を吸い込むと膨隆する |
| | | ティエール・プラス | ① 7×7cm　10枚入<br>② 11×16cm　5枚入<br>③ 11×11cm　10枚入<br>④ 10×7.2cm　10枚入（仙骨部用）<br>ハイドロポリマーパッド部面積を示す | ティエールより吸収力を強めている．中等量から多量の浸出液の創に適している |

第6章 治療に使用する材料ガイド

| 種類 | 特徴 | 商品名 | 仕様 | コメント |
|---|---|---|---|---|
| ポリウレタンフォーム | ポリウレタンの三層構造で創面に適度な湿潤環境を保つ．ゲル化しないため創面の洗浄が容易で，吸収した浸出物が創面に戻りにくい構造になっている．ドレッシング自体にクッション効果がある．踵専用のドレッシングがある | ハイドロサイトプラス | ① 5×5cm<br>② 10×10cm<br>③ 10×20cm<br>④ 20×20cm<br>⑤ 13.5×10.5cm（ヒールタイプ） | シートそのものに粘着力はないので，テープやフィルムで固定する |
| | | ハイドロサイト薄型 | ① 5×6cm<br>② 10×10cm<br>③ 15×15cm<br>④ 20×15cm | 真皮にいたる創傷用 |
| | | ハイドロサイトADプラス | ① 7.5×7.5cm<br>② 12.5×12.5cm<br>③ 17.5×17.5cm<br>④ 22.5×22.5cm<br>⑤ 仙骨部用 | ハイドロサイトに粘着力をもたせ，背面にもオプサイトを組み合わせたもの |
| | | ハイドロサイトADジェントル | ① 7.5×7.5cm<br>② 10×10cm<br>③ 12.5×12.5cm<br>④ 17.5×17.5cm<br>⑤ 10×20cm<br>⑥ 仙骨部用 | 空洞創内の浸出液の吸収を目的とする．まるで食器洗いスポンジを創内に置き二次ドレッシングするというイメージ |
| | | バイアテン | ① 10×20cm<br>② 5×7cm<br>③ 10×10cm<br>④ 15×15cm<br>⑤ 20×10cm | 吸水性に優れ，浸出液を吸収すると創面に向かって膨張し，死腔を少なくする |
| | | バイアテンシリコーン | ① 11.6×11.6cm<br>② 5.4×5.4cm<br>③ 7.3×7.3cm<br>④ 9.2×9.2cm | シリコンゲルの粘着面をもつ．剥がして創面を観察後，再貼付が可能 |

1　ドレッシング材

| 種類 | 特徴 | 商品名 | 仕様 | コメント |
|---|---|---|---|---|
| アルギネートドレッシング | 海草（コンブ）から抽出されたアルギン酸を繊維状にして不織布状にしたもの．強力な吸水力をもち，自重の15〜20倍の水分を吸収するといわれている．大きな特徴として止血作用が強いことがあげられる．水分を吸収しゲル化する際にカルシウムイオンを放出し，止血を促進する．創面をドレッシングしたのち，ポリウレタンフィルムなどで二次ドレッシングする．皮下組織に達する創傷用 | アルゴダーム | シートタイプ<br>①5×5cm　10枚入<br>②9.5×9.5cm　10枚入<br>③10×20cm　10枚入<br>ロールタイプ<br>30cm　2g | 吸水後比較的繊維成分の残存が多いため，浸出液が多い創面でも使用可能 |
| | | カルトスタット | ①5×5cm　10枚入<br>②7.5×12cm　10枚入<br>③10×20cm　10枚入<br>④15×25cm　10枚入<br>⑤2g×5本入 | 吸水後比較的繊維成分の残存が多いため，浸出液が多い創面でも使用可能 |
| | | クラビオAG | ①5×5cm　20枚入<br>②10×5cm　10枚入<br>③10×10cm　5枚入<br>④1×10cm×2本入　20袋 | ウエハース状のシートで繊維成分はほとんど残らずゲル化する |
| | | ソーブサン | フラット<br>①1号：5×5cm<br>②3号：10×10cm<br>③5号：10×20cm<br>プラス<br>④2号：7.5×10cm<br>⑤4号：10×10cm<br>リボン<br>⑥1号：長さ30cm（太）<br>⑦2号：長さ40cm（細）<br>ゾンデ：12.5cm | フラット：一般的な浸出液の多い創傷<br>プラス：浸出液の非常に多い創傷<br>リボン：腔を形成している創傷<br><br>仕様が豊富で選択しやすい |
| 非固着性シリコンガーゼ | ポリエステルガーゼにシリコン樹脂をコーティングしたもの．創面に固着することを予防する．通常は切創などの創傷に用いられるが，褥瘡では市販吸水シートと組み合わせて使用．浸出液が非常に多い場合などには有効である | トレックスーC | ①5×7cm<br>②10×7cm<br>③20×7cm<br>④20×14cm<br>⑤20×28.5cm<br>⑥28.5×36cm | 単独では使用せず，市販吸水シートと組み合わせて使用．保険材料としては安価である |

| 種類 | 特徴 | 商品名 | 仕様 | コメント |
|---|---|---|---|---|
| OpWTドレッシング（開放性湿潤療法） | 鳥谷部の開発したOpWT療法（穴あきポリエチレン袋の中に紙オムツを入れたものをドレッシングとして使用）を商品化したもの．医療材料ではないので，誰でも購入が可能 | モイスキンパッド | ① 7.5×10cm<br>② 7.5×20cm<br>③ 15×15cm<br>④ 15×30cm<br>⑤ 26×30cm | 医療保険適応外の衛生材料．1枚当たり136円から378円程度の定価 |
| ハイドロファイバー合剤 | ハイドロファイバーを創面に，その奥にハイドロコロイドを貼り合わせたもの | バーシバXC | ①粘着式　10×10cm<br>②粘着式　14×14cm<br>③粘着式　19cm×19cm<br>④粘着式　20.5×18.5cm<br>⑤粘着式　25×21cm<br>⑥非粘着式　7.5×7.5cm<br>⑦非粘着式　11×11cm<br>⑧非粘着式　15×15cm<br>⑨非粘着式　29×20cm | ハイドロファイバーの吸水力を高めたもの．ハイドロファイバーは溶けてもある程度繊維成分が残存するので，創への固着が少なくなる印象．ポリウレタンよりは吸水能力は限られている |
| | 銀イオン含有ハイドロファイバーにウレタンフォームを組み合わせたもの | アクアセルAgフォーム | ①粘着式　8×8cm<br>②粘着式　10×10cm<br>③粘着式　12.5×12.5cm<br>④粘着式　17.5×17.5cm<br>⑤粘着式　21×21cm<br>⑥粘着式　19.8×14cm 踵部用<br>⑦粘着式　20×16.9cm 仙骨部用<br>⑧粘着式　25×30cm | ポリウレタンフォームの弱点であった粘性の高い浸出液もハイドロファイバーが確実に吸水してくれる．また，粘着面がシリコンジェルを使用しているため，一度剥がして創面を観察した後も再貼付が可能．計画的な使用が可能 |

1 ドレッシング材

| 種類 | 特徴 | 商品名 | 仕様 | コメント |
|---|---|---|---|---|
| ポリウレタンフォーム | | ハイドロサイトライフ | ①標準型　12.9×12.9cm<br>②標準型　15.4×15.4cm<br>③標準型　21×21cm<br>④ヒール型　25×25.2cm<br>⑤仙骨部用　17.2×17.5cm<br>⑥仙骨部用　21.6×23cm | 在宅用褥瘡治療剤として開発．ポリウレタン部分が従来のハイドロサイトより厚く設計され，クッション性も併せもつ．浸出液の吸収状況が容易に観察可能な構造となっている．粘着部はシリコンゲルであるため，創面の観察後再貼付が可能 |
| | | ハイドロサイト銀 | ①10×10cm<br>②10×20cm<br>③20×20cm | ハイドロサイトにスルファジアジン銀イオンを付加して抗菌効果をもたせたもの．ドレッシング自体に吸着性あり．従来ドレッシング材使用は危険といわれてきた浸出液の多い創にも適応 |
| | | ハイドロサイトジェントル銀 | ①7.5×7.5cm<br>②10×10cm<br>③12.5×12.5cm<br>④17.5×17.5cm | ハイドロサイトジェントルにスルファジアジン銀を含有させたもの．抗菌効果が期待できる．肉芽形成を遅延させる可能性もゼロではないので，時期によっては使用時期を考慮する必要もありうる |

【鈴木　央】

## 2 外用剤

| 種類 | 特徴 | 使用材料 | 商品名 | 仕様 | コメント |
|---|---|---|---|---|---|
| 抗菌的に作用するもの | 褥瘡の感染による浸出液量を減少させる目的で使用されることが多い．これらの感染制御薬は肉芽の形成を妨げるため，その使用は最小限といわれている．また，感染は創の深部まで及んでいることが多く，深部の細菌に制菌的に作用するためには，抗菌成分が持続的に作用するものである必要があるといわれている | カデキソマー・ヨウ素 | カデックス軟膏 | ① 40g<br>② 100g<br>③ 500g | 1g中にヨウ素を9mg有し，このヨウ素が抗菌的に作用する．ヨウ素を段階的に放出するため，持続的な効果が期待できるとされている．軟膏とするためにマクロゴールを添加している |
| | | | カデックス外用散 | 50g | カデキソマーという小さな粒の中にヨウ素が含まれている．創内に振りかけることで，カデキソマーが浸出液を吸収し，ヨウ素を放出する |
| | | スルファジアジン銀 | ゲーベンクリーム | ①チューブ 50g×10<br>② 100g<br>③ 500g | 抗菌的に作用する薬剤．持続的な抗菌作用を発揮するといわれている．クリーム剤であるために，褥瘡周囲の健常皮膚に悪影響があるとする意見も一部ある |
| | | ポビドンヨード・シュガー | イソジンシュガーパスタ軟膏 | ①ボトル 100g<br>②ボトル 500g<br>③チューブ 100g | 100g中に白糖70g，ポビドンヨード3gを含有．白糖を有することから，ヨウ素を徐放し持続的に効果があるといわれる．体温で液状になる傾向があり，糖によるべたつきが生じやすい．後発品は薬価が安い |
| | | | ユーパスタコーワ軟膏 | ①ボトル 100g<br>②チューブ 100g<br>③チューブ 30g<br>④チューブ 8g | |
| | | | スクロードパスタ | ①ボトル 100g<br>②ボトル 500g<br>③チューブ 100g | |
| | | | ソアナースパスタ | ①ボトル 100g<br>②ボトル 200g<br>③ボトル 500g<br>④チューブ 30g<br>⑤チューブ 100g | |
| | | | ドルミジンパスタ | ①ボトル 100g<br>②ボトル 600g | |

| 種類 | 特徴 | 使用材料 | 商品名 | 仕様 | コメント |
|---|---|---|---|---|---|
| | | | ネグミンシュガー軟膏 | ①ボトル 100g<br>②ボトル 500g<br>③チューブ 100g | |
| | | | ポビドリンパスタ | ①ボトル 100g<br>②ボトル 500g<br>③チューブ 100g | |
| | | ヨウ素軟膏 | ヨードコート軟膏 | ①チューブ 50g<br>②チューブ 100g<br>③ボトル 500g | ヨウ素をマクロゴールを中心とした基剤に混合し，浸出液を吸収した後はゲル化するように調整．創面に3mm程度の厚さで塗布 |
| 浸出液，浸出物の吸着を目的としたもの | 親水性の小粒子によって，浸出液，浸出物を吸着し，ドレナージ効果を強めたもの | デキストラノマー | デブリサン | 60g | 直径0.1～0.3mmの親水性ポリマー粒子を創部に充填することにより，浸出液や浸出物を吸着させ，排泄しやすくする目的のもの．散材であるので使いづらい |
| | | | デブリサンペースト | 10g | デブリサンにマクロゴールを加え軟膏化したもの |
| 壊死組織や浸出物を除去する目的で使用するもの | 褥瘡面の壊死した組織や浸出物を融解させ取り除く薬剤．同様の薬剤にエレースがあったが，2008年より販売中止となっている | ブロメライン | ブロメライン軟膏 | ①20g<br>②100g<br>③500g | ブロメラインが浸出物や壊死組織を融解し，ドレナージをうながす．一方，健常皮膚には刺激性があるため長期の使用は避けたほうがよい |
| | | 硫酸フラジオマイシン・トリプシン | フラセチン・T・パウダー | ①10g<br>②60g | トリプシンが浸出物や壊死組織を融解除去，フラジオマイシンが感染制御に働くといわれている．フラジオマイシンが深部の細菌まで効果を発揮するか疑問．トリプシンは健常皮膚への刺激が強い |

| 種類 | 特徴 | 使用材料 | 商品名 | 仕様 | コメント |
|---|---|---|---|---|---|
| 肉芽形成や創縮小を目的としたもの | 基本的に肉芽形成を促進する薬剤，創縮小を促進する薬剤に分けられるが，多くの薬剤がこの2つの作用をもつ．エビデンスがはっきり出ていなかったトラフェルミンにも明らかなエビデンスが集まるようになった | アルミニウムクロロヒドロキシアラントイネート | アラントロックス軟膏 | 250g | アルミニウムクロロヒドロキシアラントイネートはエビデンスのある肉芽形成促進薬である．現在のところはトレチノイントコフェリルと共に最もエビデンスレベルが高いとされている．一方で他の薬剤のエビデンス収集が不十分との意見もあり，最強の薬剤というわけではない |
| | | | アルキサ軟膏 | ①チューブ 20g<br>②ボトル 500g | |
| | | | イサロパン外用散 | 20g | |
| | | | ソフレットゲル | チューブ 50g | |
| | | トレチノイントコフェリル | オルセノン軟膏 | ①チューブ 30g | ビタミンA誘導体であるトレチノインとビタミンE誘導体であるトコフェリルを含有した乳剤性軟膏である．肉芽促進についてはエビデンスを有している．乳剤軟膏であるため，周囲健常皮膚への悪影響が見られるとする意見もある．また，黄色であるため，浸出物と軟膏の区別がつきにくい |
| | | | | ②ボトル 100g | |
| | | | | ③ボトル 500g | |
| | | 塩化リゾチーム | リフラップ軟膏 | ①チューブ 10g<br>②チューブ 30g<br>③ボトル 100g | 消炎酵素薬であるリゾチームが表皮細胞の増殖，線維芽細胞の増殖作用をもつといわれている．乳化剤であるため，周囲健常皮膚への悪影響があるとする意見もある |
| | | | リフラップシート | 10×15cm | 塩化リゾチーム軟膏をしみこませた不織布のシートである |

| 種類 | 特徴 | 使用材料 | 商品名 | 仕様 | コメント |
|---|---|---|---|---|---|
| | | トラフェルミン | フィブラストスプレー | ① 250μg/ボトル | 線維芽細胞刺激因子であるトラフェルミンを創面にスプレーしながら使用する．以前はエビデンスが不足していたため推奨度が低かったが，エビデンスが報告され推奨度が上昇した |
| | | | | ② 500μg/ボトル | |
| | | ブクラデシン | アクトシン軟膏 | ①チューブ 30g | 創の縮小に効果があったとするエビデンスがある．水溶性基材軟膏 |
| | | | | ②チューブ 200g | |
| | | | | ③ボトル 200g | |
| | | プロスタグランジンE1製剤 | プロスタンディン軟膏 | ①チューブ 10g | 血量増加作用，血管新生促進作用，表皮形成促進作用が報告されている |
| | | | | ②チューブ 30g | |

【鈴木　央】

## 3 体圧分散寝具

　体圧分散寝具の選択の章で述べたように，在宅での褥瘡予防・治療に体圧分散寝具の使用は必須である．本章では，療養者に合った体圧分散寝具の選定と，適切な管理の一助となるよう，在宅で多く使用されている体圧分散寝具の製品（表6-1）と，製品の特徴を紹介する．

### A. ウレタンフォームマットレス

#### (1) ディンプルマットレス（株式会社ケープ）

　厚さ12cmの3層構造（図6-1）で，各層異なる高硬度ウレタンフォームの使用と形状の工夫により，頭側挙上時の底づきの防止，ズレと背部の外力を軽減する．また，端座位が安定し，離床がしやすい．

　マットレス内部は，ゴルフボールの表面のようなくぼみ（ディンプル）形状になっている．

　ディンプル形状は，体重バランスに合わせた深さになっているため，生理的彎曲を保持し，快適な寝心地が得られる．

### 表6-1. 在宅で使用される体圧分散寝具製品一覧

| 分類 | | 製品名（厚さ） | 製造/販売 |
|---|---|---|---|
| 上敷マットレス | ウレタンフォーム | アイリス2（7.5cm） | 株式会社ケープ |
| | エア | エアドクター（9cm），エアマスタートライセル（10cm） | 株式会社ケープ |
| | | プライムスタンダード（6.5cm），プライムデラックス（9cm），プライムレボ（10cm） | 株式会社モルテン |
| 交換マットレス | ウレタンフォーム | キュオラ（10cm），ミルフィ（10cm），ディンプルマットレス（12cm） | 株式会社ケープ |
| | | アルファプラアンテ（8cm），アルファプラすくっと（ウレタン＋αジェル：9cm），アルファプラF（ウレタン＋αジェル：13cm） | タイカ |
| | | ピュアレックス（7〜10cm），ナッキー（13cm），ナッソー（13cm） | 株式会社モルテン |
| | | ストレッチスリムマットレス（7cm），ストレッチフィットマットレス（9cm），アクアフロートマットレス（12cm），ストレッチグライドマットレス（12.5cm），マキシーフロートマットレス（15cm），パラフロートマットレス（16cm） | パラマウントベッド株式会社 |
| | エア | ネクサスR（12cm），ネクサスRプラス（12cm），ビックセルインフィニティ（17cm），ビッグセルインフィニティプラス（17cm） | 株式会社ケープ |
| | | グランデ（11〜18cm），アドバン（16cm） | 株式会社モルテン |
| | | エアマットレスここちあ結起3D（15cm） | パラマウントベッド株式会社 |
| | ハイブリッド | アルファプラソラ（13cm） | タイカ |
| | | フィール（13cm），ステージア（13cm），オスカー（17cm） | 株式会社モルテン |
| | | アキュマックス（15.5cm） | パラマウントベッド株式会社 |

外力が加わると，身体各部位の荷重バランスに合わせディンプルが変形することで，高い体圧分散性能を発揮する．

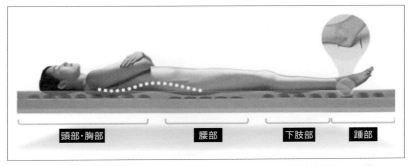

図 6-1. ディンプルマットレスの構造（資料提供：株式会社ケープ）

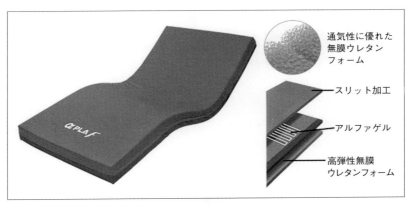

図 6-2. アルファプラ F の構造（資料提供：タイカ）

**(2) アルファプラ F**（タイカ）

厚さ 13 cm の 3 層構造（**図 6-2**）で，硬さの異なる高弾性無膜ウレタンフォームの使用により，安定性があり熱がこもりにくい．

マットレス表面は，4×4 スリット加工があることで，ウレタンフォームが自由に変形し，身体，踵部にフィットする．また，体重の軽い方でも十分に身体が沈み込み，高い体圧分散性能が得られる．

変形してもすばやく戻る高弾性は，少ない力での寝返りや起き上がりをサポートする．

**(3) ストレッチグライドマットレス**（パラマウントベッド株式会社）

厚さ 12.5 cm，4 層構造（**図 6-3**）で，上層は体圧分散性を担い，下層はマットレスが伸びて（ストレッチシステム），身体のズレを軽減する．

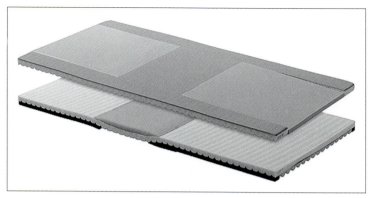

**図 6-3. ストレッチグライドの構造**（資料提供：パラマウントベッド株式会社）

V字構造の下層マットレスは，臥床時の場合，腰部，大腿部の接触面積を増やすことで，臀部の圧再分配が図れる．また，臀部だけが大きく沈みこまないので，快適な寝姿勢を保つ．

頭側挙上時の場合，ストレッチシステムと，大腿部に硬めの素材を用いることで，身体が足側にズレにくい（アンカーサポート）ため，座位姿勢が安定し仙骨座りを予防する．

### B. エアマットレス

エアマットレスには，製品によってさまざまな設定機能が付いている．

#### ①やわらかさの対応

エアマットレスのやわらかさの設定は，「体重設定をする」製品，いくつかの選択肢の中から，やわらかさを選ぶ製品，ワンタッチで内圧調整ができる製品がある．

圧センサを搭載した製品は，療養者の荷重がかかると，設定によるプログラムされた圧力値になるように空気量を調整し，やわらかさを調節する．体重設定をする製品において，療養者の体重がわからない場合は，やや高めの設定を行うことが望ましい．選択肢から選ぶ製品においても，療養者のおおよその体重を把握して設定を行う．不適切な設定は，底づきや十分な体圧分散効果が得られない場合があるため，注意が必要である．

#### ②床面安定性の対応

エアセルの内圧を高めることで，マットレス上で行うリハビリ，オムツ交

換などのケア，車いすへの移乗などを行いやすくする．それによって，介護負担の軽減や安全性が図れる．ほとんどの製品は，設定を解除し忘れて，体圧分散効果が得られない，というリスクを避けるため，一定時間後に自動的に解除される仕組みになっている．

③頭側挙上時の対応

　エアセルの内圧を高めて，頭側挙上時の臀部の底づきを防止する．エアマットレスによっては，角度センサを内蔵することによって，マット内圧を自動調整する製品もある．

④関節拘縮の対応

　関節拘縮がある療養者は，局所への体圧の集中による褥瘡発生のリスクの危険性がある．関節拘縮がある療養者のエアマットレス使用には，不安定な寝姿勢による転落・外傷などの危険性がある．特に股関節が90度以上屈曲している場合は，療養者の体重は臀部に集中するが，エアマットレスの関節拘縮モードは，エアセルの内圧をやや高めに設定することで，臀部の過度な沈み込みによる寝姿勢の悪化から，拘縮が進行するリスクを防ぎ，背部で体重を受けられるように，寝姿勢を整える機能である．

⑤寝床内環境の対応

　エアマットレスは，エアセルの素材にウレタンシートなどを使用しているため，強度や耐久性に優れている一方，蒸れやすいという短所がある．エアマットレスのカバーに，防水性と透湿性のある生地を使用し，さらにマットレス内部の空気を流動させ，マット内部の熱や湿気を外部に逃がすことで，蒸れを軽減する．

## (1) ビッグセルインフィニティ・ビッグセルインフィニティプラス

（株式会社ケープ）

厚さ15 cm，2層式エアセルと3層式縦長エアセル構造により，頭部から踵部まで全身の体圧分散性能に優れた，超高機能型エアマットレス（**図6-4**）．

①自動ヘッドアップ対応機能

　経管栄養や呼吸管理など，継続的な頭側挙上によるケアが必要な場合，頭側挙上角度に応じて，自動で適切なマット内圧に調整する．頭側挙上による身体のズレを最小限にとどめ，尾骨部の過度な沈み込みがないため，安定感のある座位姿勢を保持できる．

②拘縮対応モード

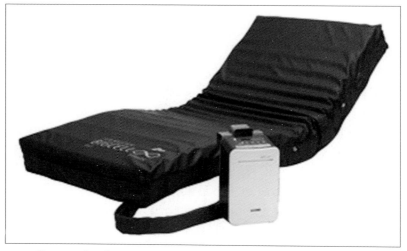

図 6-4. ビッグセルインフィニティ（資料提供：株式会社ケープ）

③微波動モード

通常モードより膨張収縮の動作が小さく設定されている．がん性疼痛，筋緊張の亢進による不随運動，神経性難病など，エアマットレスの圧切替が気になる療養者に対応できる．

④クイックハードモード

約3分ですべてのエアセルの内圧を高めて静止する．ベッド上でのケア（清拭，手・足浴，オムツ交換など）やリハビリ，移動介助の際，安定した床面が確保できる．

⑤3層式縦長エアセル

足元部分のエアセルは，高齢者の踵部サイズを考慮し，使用位置や身長の影響を受けない構造で，下腿部をきめ細かくやさしく支えることにより，踵部に加わる外力を解放することができる．

⑥停電対策機能

停電と同時に，エアセル内の空気漏れが自動で遮断される．マット全体の内圧は，14日間保持が可能で，静止型として機能する．

⑦光サイン・CPR対応機能・キーロック機能

異常時は，動作状況が遠方からでも確認できる光サインと，警告音によって状況判断ができる．視覚・聴覚の両面から，エアマットが正常に機能して

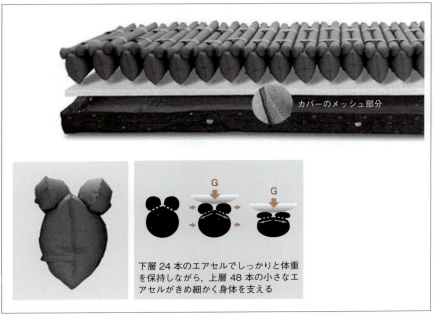

**図 6-5. ネクサス R　デュアルフィットセルの構造**（資料提供：株式会社ケープ）

いるか判断ができる．
⑧換気システム
⑨エコモード
⑩プラス専用パッド（ビッグセルインフィニティプラスの機能）
　専用マットレスの足元部分に組み込まれた専用パッドが，エアマット内部の冷えを防ぐ．マット内部の温度上限は，32℃で，温度調整用コントローラーで温度調節が可能である．冬期に身体の冷えを感じる療養者ばかりでなく，夏期でも下肢冷感・冷えを感じる場合などにも対応できる．

**(2) ネクサス R・ネクサス R プラス**（株式会社ケープ）
厚さ 12 cm，デュアルフィットセル（ひとつのセルに小さなセルが 2 つ付いている）構造（**図 6-5**）により，ズレを吸収し，QOL の向上，体圧分散性能に優れた，高機能型エアマットレス．
①かんたんモード
　体重設定は，体重 40 〜 60 kg の療養者であれば，ワンタッチで自動的に

内圧調整ができ，すべての体重の療養者に使用が可能．手動での設定（5 kg 間隔）も可能．
②自動ヘッドアップ対応機能（ビッグセルインフィニティに準ずる）
③蒸れ対策機能

　従来の換気モードから，さらに，マットレス自体が蒸れにくい構造（立体通気繊維"ブレスエアー"）となり，季節や寝床内環境の蒸れの程度に応じ，2段階切替が可能．
④クイックハードモード（ビッグセルインフィニティに準ずる）
⑤微波動モード（ビッグセルインフィニティに準ずる）
⑥光サイン・停電対策機能（ビッグセルインフィニティに準ずる）
⑦エコモード（ビッグセルインフィニティに準ずる）
⑧スリム設計

　他のエアマットレスと比較してマットレスの厚さが薄いため，ベッド柵を効果的に使用できる．
⑨プラス専用パッド（ビッグセルインフィニティプラスに準ずる．ネクサスRプラスの機能）

**（3）ここちあ結起 3D**（パラマウントベッド株式会社）

厚さ15 cm，2層式エアセル構造で，ベッドリンク機能（適合するベッドと接続して使用）により多機能性を備えた，高機能エアマットレス．

①ベッドリンク機能
- 背角度内圧連動機能
- Eストレッチ：頭側挙上をエアマットレスが認識すると，内圧が下がっているエアセルに対して，一気にエアを注入することで，頭側マットレスの縮小を防ぐ．それにより，頭側挙上時のズレ・圧迫を軽減できる．
- 自動背抜き：通常よりも早いタイミングの圧切替（約6倍）で背抜きをすることで，頭側挙上時のズレ・圧迫を軽減できる．
- 3Dサポート：3Dサポートセルが，臀部を立体的に包み込み，臀部とマットレスの接触面積を増やすことで体圧分散性能が高まる．
　足側へのズレ，仙骨座りを防ぎ，仙骨・尾骨部に対するズレ・圧迫を軽減できる．左右方向への姿勢崩れを防ぎ，転落事故やサイドレールへの挟み込みを防止する．
- 背上げ中の圧切替

②カラー液晶操作パネル
③やわらかモード
④停電対応

## C. ハイブリッド構造マットレス

### (1) フィール（株式会社モルテン）

厚さ 13 cm，ハイブリッド構造で，エアセル層による体圧分散性能と生活動作のための安定性の高い，高機能静止型マットレス．

①体圧分散性能

マットレス内部のエアセル層で身体を支えるため，有効な体圧分散性能が得られる．また，長時間使用してもへたりが発生しない．

②ズレ力対応策

③寝心地

エアセル層は静止型であるため，圧切替による不快感を軽減できる．疼痛（熱傷，腰痛，関節炎，骨折，リウマチ，癌性疼痛など）のある療養者にも対応が可能．

④座位安定性

ウレタンフォームが，マットレスの下部および両サイドに配置されていることで，療養者の端座位姿勢が安定する．また，介護者がマットレス上に膝をついてケアを行う場合，安定した動作で安全にケアが行える．

### (2) オスカー（株式会社モルテン）

厚さ 17 cm，ハイブリッド構造で，自動体位交換機能を備えている．療養者の個別性に合わせた，きめ細やかな設定が可能な，体位交換機能付き高機能マットレス（**図 6-6**）．

①自動体位交換機能

体位交換機能は，自動体位交換機能・指定体位交換機能に設定が可能．

自動体位交換機能は，仰臥位→側臥位→仰臥位を一連の動きで行う．体位交換時には，下肢用ポジショニングセルが膨潤することで体位を安定させるため，最適な体位変換が行える．

指定体位交換機能は，仰臥位・左右側臥位のほか，「セミファウラー位」「ひざ上げ」に対応する．オムツ交換，口腔ケア，安楽姿勢など，ケア目的に合わせて指定の体位交換を行うことができる．

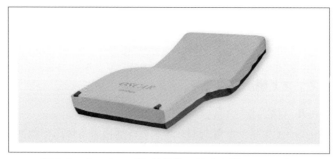

**図 6-6. オスカー**（資料提供：株式会社モルテン）

②アシストモード

　リハビリ/CPR，強力除湿，背上げ，体位交換，腰ひねり体位などの設定を行う．

③マニュアルモード

　マットレスの動作を，個々の好みに合わせて細やかに設定することができる．

④アセスメント＆フィッティングモード

　療養者の「体型」「ひざの曲がり」「発汗」「冷え」「体位変換程度」の5項目を入力すると，自動で療養者の身体状況に合った状件を判定する．

⑤ズレ力対策

⑥蒸れ対策

　マットレスの足元に2か所あるフレッシュエアダクトから，シーツを通し拡散された微弱な空気が，寝床内の湿った空気と入れ替わることで蒸れに対応する．フレッシュエアダクトには，冷房機能や温度調節機能はない．

⑦冷え対策

　エアセルの下にヒーターがあり，常温（32℃程度）で維持することで，冷えに対応する．ヒーターには，温熱療法や電気毛布など，身体を直接温めるための暖房機能や温度調節機能はない．

⑧緊急時の対策

⑨停電時の対策

**（3）アルファプラソラ**（タイカ）

厚さ13 cm，ハイブリッド構造で，キューブ型エアセルが前後左右交互に膨

潤縮小する（チェッカーオルタネイト方式）機能は，血流の循環を妨げず，適度な血管刺激効果による褥瘡予防の効果が期待される．また，浮遊感が少ない．

エアセルの膨潤縮小サイクルがすばやいため，体圧分散性能と寝姿勢の安定性が高い，高機能マットレス．

① SORA モード

　エアセルが，50 秒サイクルですばやく膨潤縮小し，圧のかかる時間が短いため，常に低圧での体圧分散が可能．

②寝心地モード

　エアセルが，3 分サイクルで膨潤縮小するため，SORA モードのすばやい圧切替に違和感を感じる療養者に適している．

③緩和モード

　エアセルが，5 分サイクルの低圧で膨潤縮小する．

④安静（静止）モード

⑤安定（静止）モード

　エアセルを硬めの状態で静止するため，ベッドからの移動の際の安定性がある．

【岡部美保】

## 4 栄養剤

栄養剤の種類は，経腸栄養剤から栄養機能食品など多くのメーカーからさまざまな種類の製品が出されている．サンプルとしていくつかの栄養剤を常備し，その人その人の栄養状態や嗜好に合わせたものを提供するようにしている．ここでは，身近な栄養剤や安全に配慮した増粘剤と固形剤のほんの一部を紹介する．

**A. 総合栄養食品**：栄養摂取食事基準を参考にしたバランス栄養補助食品（ハーフ食や補食用）

ラコール®，エンシュア®，メイバランス®，メディエフ®アミノプラス，テルミール®ミニなど．

**B. 栄養機能食品**：蛋白質，ビタミン・ミネラルの補給用

**（1）蛋白質強化**

流動タイプ：ジャネフ®ファインケア，エンジョイポチ®，リカバリー®，

第 6 章　治療に使用する材料ガイド

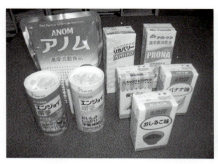

図 6-7.　蛋白質を強化した流動タイプの栄養機能食品

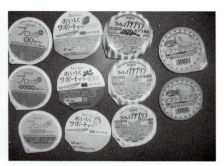

図 6-8.　蛋白質を強化したゼリータイプの栄養機能食品

アノム®など（図 6-7）．

ゼリータイプ：おいしくサポート®，プロッカ®ゼリー，ソフトカップ®など（図 6-8）．

その他：SL プロテインパウダー，ムースゼリーパウダーなど．

**(2) 微量栄養素強化**

ブイクレス®（流動，ゼリーのタイプあり），ポチプラス®など（図 6-9）．

### C.　水分・電解質の補給

お茶などの水分補給が困難な療養者には，とろみをつける増粘剤が多く紹介されるが，当院では，概ね不人気である．ここでは人気のあるゼリー水を紹介する（図 6-10）．脱水が疑われる場合は，細胞まで速やかにしみわたる電解質を含むゼリー水をお勧めしたい．

### D.　新しい介護食品（スマイルケア食）

農林水産省では，介護施設や医療機関，各企業などが共通して利用できる食事形態の早見表「新介護食品の選び方」を作成，愛称をスマイルケア食として 2014 年 11 月 11 日（介護の日）に発表した．詳しくは農林水産省のホームページ www.maff.go.jp/j/shokusan/seizo/kaigo.html を参照されたい．

この背景には，65 歳以上の高齢者が 3 人に 1 人となる 2025 年問題がある．在宅での老々介護や単独世帯が今後ますます増えることに備え，各企業から発売されている介護食品の食事形態を整理し，利用者が選択しやすいように考え

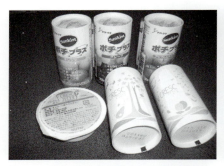

図6-9. 微量栄養素を強化した栄養機能食品

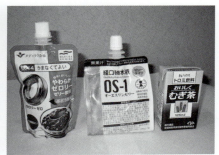

図6-10. 水分補給用ゼリー等

られたものである.

## E. 困った時には

### (1) 市販の介護食品を利用する場合

①市販の介護食品を選びたいがどんなものを選べばよいのかわからない

対象者の摂食・嚥下機能に合致し,栄養面でも充足できるような選択と組み合わせやコストの軽減の工夫が重要である.

管理栄養士による細やかな情報提供と栄養指導が欠かせない.

### (2) 介護食を手作りしたい場合

①重度の嚥下障害で魚や肉などの蛋白質が十分に摂れない場合は？

- ミキサー野菜にムースゼリーパウダーを入れて高エネルギー高蛋白質の料理に変える.冷凍保存して解凍時に分離や離水しないものを選択することが大切(**図6-11**).
- 全粥に卵や,プロテインパウダーを添加して蛋白質を強化する(SLプロテインパウダー1日3包使用で蛋白質約9gの強化が可能).

②お粥を食べてむせる場合は？

お粥は,でき上がりがいつも同じになるように米と水の配合(米1:水5)と火加減が重要になる.また,食事の際,スプーンについた唾液(アミラーゼ酵素)の働きで,粥状が破壊されないように別の器に小分けして食べさせるとよい.

方法1:固形剤(ホット&ソフト,スルーパートナー®など)で固める.

第6章 治療に使用する材料ガイド

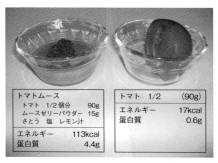

図6-11. 蛋白質強化のための工夫例

方法2：粥をミキサーにかけてアミラーゼ酵素入りの固形化補助食品（スベラカーゼ®，ホット＆ソフトかゆ酵素など）を入れ，糊状にする．
方法3：粥をミキサー処理してレトルトした市販のミキサー粥を使う．

【手塚波子】

# ワンポイントアドバイス
## ～困った時には～

## 外用剤の使い方

　現在のところ，病院では創傷被覆材を用いた褥瘡治療は保険的な制約があるため，あまり行われていない．しかし，外用剤を使用した治療はかなりの進歩を遂げている．例えばその時点での褥瘡治療に最も適した外用剤にするために外用剤のブレンドを行うことも行われてきている．もちろん在宅では，このようなブレンドを行わなくとも，創傷被覆材を用いて治療ができるので，必ずしも習得しなければならないものではないが，その考え方の基本は，外用剤の基剤に対する理解と，その外用剤そのものがもつ薬効を理解することであろう．

　基剤とは軟膏製剤における添加物である軟膏基剤のことである．この基剤には，油脂成分で構成される疎水性基剤と親水性基剤がある．親水性基剤の中には，マクロゴール基剤，乳剤性基剤，ゲル基剤がある．創の湿潤状態を維持するために，これらの基剤を含めた軟膏治療の戦略を考える必要がある．

　疎水性基剤は，アズノール®軟膏，プロスタンディン®軟膏で代表されるように，油脂成分による創の保湿機能を有するが，浸出液が多い場合はあまり効果がないと考えられている．親水性基剤では水分を吸収して溶解する水溶性基剤（マクロゴール基剤），水分の中に油分を含む乳剤性基剤（O/W型），油分の中に水分を含む乳剤基剤（W/O型），ゲル基剤の4種がある．水溶性基剤は浸出液を吸収する性質をもつが，浸出液がその能力より大きければ過剰な湿潤状態になり，周囲健常皮膚の防御性を低下させることがある．乳剤基剤はO/W型であれば，吸水性の性質をもち，同時に創面を加湿させるが，W/O型であれば疎水性基剤と同様に吸水力をもたない．

　これらの基剤の性質を理解し，さまざまな薬効とそのエビデンスレベルを理解した上で，軟膏をブレンドし最適な状態にして使用することが提唱されている[1]．正直，病院でないと使いきれない印象はあるが，外用剤使用における考え方としては大変興味深いものがある．各種外用剤の水分含有率，吸水能力がある外用剤についてはその水分吸収率を表にした．参考になれば幸いである．

表　外用剤の水分含有率

| 湿潤環境 | 軟膏の組み合わせ例 | 水分含有率 |
|---|---|---|
| Dry ↑↓ Wet | 生理食塩液 | 100% |
| | オルセノン軟膏 | 70% |
| | オルセノン軟膏＋ゲーベンクリーム（1：1） | 65% |
| | ゲーベンクリーム | 60% |
| | オルセノン軟膏＋リフラップ軟膏（2：1） | 55% |
| | オルセノン軟膏＋リフラップ軟膏（1：1） | 45% |
| | オルセノン軟膏＋ユーパスタ（1：3） | 40% |
| | ソルコセリル軟膏 | 25% |
| | リフラップ軟膏 | 23% |
| | オルセノン軟膏＋テラジアパスタ（3：7） | 21% |
| | テラジアパスタ＋リフラップ軟膏（7：3） | 6.9% |
| | アクトシン軟膏 | − |
| | 軟膏の組み合わせ例 | 水分吸収率 |
| | ブロメライン軟膏 | − |
| | オルセノン軟膏＋デブリサンペースト（1：1又は2：3） | 24% |
| | ユーパスタ　① | 76% |
| | ユーパスタ＋20〜30％デブリサンペースト | 105〜171% |
| | デブリサンペースト　② | 200% |
| | ヨードコート軟膏　③ | − |
| | カデックス軟膏　④ | 370% |

・吸水性の高さは①②③④の順に下がる
・表中の水分吸収率はインタビューフォームの数値で，吸水試験の方法は各メーカーにより異なる．

（古田勝経：薬剤師の視点を活かす褥瘡の病態と薬物療法．じほう，2012より）

文　献

1) 古田勝経：ベッドサイドで使える褥瘡治療薬ナビ－吸水・補水・保湿の視点から－．じほう，2014．

【鈴木　央】

# ワンポイントアドバイス
## ～困った時には～

## 保険診療における在宅褥瘡ケア

　従来，創傷被覆材（ドレッシング材）は3週間を超えて使用することができないと保険診療上は規制されてきた．深い褥瘡が3週間以内に治るはずもなく，創傷被覆材を使用している患者は，高価な創傷被覆材を自費購入し3週間以降も使用している実態も見受けられていた．筆者の診療所では，1999年より一貫して褥瘡処置に3週間を超えても創傷被覆材を使い続けてきているが，すべて訪問診療時の処置として行ってきたためか，一度も査定を受けずにきていた．このため，各所で創傷被覆材を利用した在宅褥瘡治療を提案してきたが，保険診療上の縛りのため，その方法はなかなか一般の診療所には受け入れられることがなかったのである．

　ところが，2012年度診療報酬改定では大きな動きがあった．皮下組織以下までに達する深い褥瘡であった場合，皮膚欠損用創傷被覆材は3週間を超えても使用が可能であると明言されたのである．さらに患者自身，あるいは訪問看護師が使用する創傷被覆材の処方が可能となった．訪問看護師については，専門看護師が訪問看護ステーションの看護師と同行し，褥瘡ケアに当たることが診療報酬上評価された．

　また，深い褥瘡をもつ患者の場合，月に2回までの特別訪問看護指示（1回の指示期間は2週間）を行うことができるようになった．このため，褥瘡患者は必要であれば毎日でも医療保険による特別訪問看護を褥瘡が治癒するまで受けることができるようになったのである．

　さらに，2014年度診療報酬改定においては，所定の研修を受けた医師，看護師（あるいは保健師），管理栄養士からなるチームがカンファレンスを行いながら在宅褥瘡管理を行うことに診療報酬がつくことになったのである．

　これらより，国が求めるのは，きちんとした知識のある医療者が，チームとして褥瘡ケアに携わることと考えられる．創傷被覆材の縛りがなくなったことは喜ばしいことであるが，むしろ地域において，このような褥瘡対策チームを

育て上げることが最も重要な方向性であろう．さらに，このようなチームがお互いの専門的な知識を駆使し，褥瘡患者を早く治癒に導き，褥瘡が起きそうな患者を予防し，地域における褥瘡発生率を低下させることが期待されているのである．

　創傷被覆材による褥瘡ケアは，薬剤を塗布する場合に比べて創面が観察しにくいという声も聞かれる．しかし，浸出液がさほど多くないステージに褥瘡が達すれば，吸水力の優れた創傷被覆材であれば，1枚で1週間程度創を被覆することができる．近年発売された創傷被覆材の中には，シリコンゲルで皮膚に吸着させるため何回も貼り直しができるものもある．週に何回か創を観察し，洗浄後，今まで使用していた創傷被覆材がさほど吸水されていなければ，連続して被覆することも可能となっているのである．基本的な処置はすべて訪問看護師が特別訪問看護指示を用いて行い，管理栄養士や薬剤師が栄養面のサポートや，創傷被覆材や衛生材料のサポートを行う．すると家族の介護負担，経済的な負担も減少し，在宅医療に対する満足度も上がっていくものと思われる．問題は，在宅での創傷ケアが，病院でのケアとかい離したものになる可能性があることであろう．病院では3週間以上の創傷被覆材の使用は認められず，外用剤による処置が行われ続けることになるからである．お互いがそれぞれの現場におけるケアをより理解する必要がある．病院に在籍している褥瘡領域の専門看護師は，積極的に在宅現場にかかわることも，今後求められているのである．

【鈴木　央】

# 索引

## 数字

2層式エアマットレス　23
30度ルール　15
40歳未満の難病患者　54
90度ルール　15
100万倍エピネフリン　99, 101

## 外国語

### A

AC　68
Acti V.A.C.®　127
ankle-brachial pressure index（ABI）　17
ASPENのガイドライン　75

### B, C

BMI　16
critical limb ischemia（CLI）　17

### D

deep tissue injury（DTI）　7, 45, 47
DESIGN　7, 47
DESIGN-R　8, 40, 42, 44
diabetic foot ulcer（DFU）　17
dry surgical field　101

### E, F, H

eschar　9
frailty　70
Harris-Benedict（H-B）の式　59, 63, 64

### I

IAET分類　47
ICT　149

### M

MCTパウダー　31
Mini Nutritional Assessment（MNA®）　59
modified water swallowing test（MWST）　71
moist wound healing　12

### N

negative pressure wound therapy（NPWT）　124
NPUAP分類　8, 40, 47

### O

OHスケール　5, 36, 48
oozing　140
Open Wet-dressing Therapy（OpWT）　107
OpWTドレッシング　87

### P

PEG　29
PICO®創傷治癒システム　127
protein energy malnutrition（PEM）　59

### Q, R

QOL　70
RENASYS® GO　127
repetitive saliva swallowing test（RSST）　71

## S

sarcopenia　70
skin perfusin pressure（SPP）　17
slough　9
subjective global assessment
　（SGA）　59, 61
swallowaid　73

## T

TFS　68
TIME コンセプト　10

## V

V.A.C.®療法　126
videoendoscopic examination of
　swallowing（VE）　71

## W

wound bed preparation（WBP）　7
Wound, Ostomy and Continence
　Nurse（WOCN）　147

## 日本語

### あ

愛護的に剥離　129
亜鉛　17, 65
アクアセル®　13, 85, 86, 146
アクトシン®軟膏　86
アセスメント　5, 50
　——ツール　5, 47
圧切替機能　25
圧再分配　22
圧センサ　164
穴あきポリエチレン袋−紙オムツ
　　　　　　　　　　109, 123
アブソキュア®　13
アミノ安息香酸エチル　139
アルギニン　17

アルギン酸　13, 77, 86
　——Ag　85, 86
　——塩　77, 86
アルジサイト®銀　85, 86
アルファプラ　163, 170
アルミニウムクロロヒドロキシアラント
　イネート　77

### い

イサロパン®　77
意志決定　66
イソジン®シュガー
　　　　　17, 76, 80, 82, 86, 88, 98
一定の研修を受けた介護職員　52
医療行為　136
医療保険訪問看護　135
陰圧閉鎖療法　124
咽頭　69
咽頭期　70

### う

ウレタンフォームパッド　14
ウレタンフォームマットレス
　　　　　　　　22, 23, 24, 161
上敷き型エアマットレス　35

### え

エアセル　25, 165
エアマットレス　22, 24, 137
鋭匙　99
栄養　29
　——管理　58
　——剤　171
　——サポート計画　60
　——士　66, 134
　——状態　2, 148
　——補助食品　65
壊死期　44
壊死組織　8, 10

壊死組織の除去　98
壊死組織のデブリードマン　17
壊疽　17
エネーボ™　65, 67
嚥下　70
　　――障害　36
　　――状態　39
　　――内視鏡検査　71
　　――補助装置　73
エンシュアリキッド®　65
炎症／感染　8
炎症期　44, 79, 90

## お

応力　6, 10, 15, 34, 46
大きさ　8
オスカー　169
汚染　11, 129
オルセノン®　77, 86, 94

## か

ガーゼ　89
　　――の交換　52
　　――の使用　89
介護者　134
介護状況　39
介護食　31
介護保険制度　49
介護予防サービス計画　55
介護力　148
介助グローブ　27
改訂水飲みテスト　71
開放性湿潤療法　78, 107
界面活性剤　129, 130
外用剤　158, 175
顔の見える　149
科学的根拠に基づく褥瘡局所治療ガイド
　ライン　77

かかりつけの医師　55
角針　99
角層　132
顎補綴　73
下肢慢性創傷　17
過剰肉芽　11
家族　66, 74, 134
　　――介護　1
　　――介護者　135
　　――のケア　74
　　――の心理面　74
　　――への教育　74
下腿潰瘍　18
硬さ　31
活性炭シート　141
活性のない組織　10
活動係数　63
カデキソマー・ヨウ素　11, 12, 76, 88, 92
カデックス®　11, 12, 76, 80, 82, 88, 92
化膿　82
カルトスタット®　13, 86
加齢性筋肉減弱症　70
簡易栄養状態評価　59
カンジダ症　72
関節拘縮　148
感染　11
　　――・炎症　10, 11
　　――褥瘡　89
　　――の四徴　45
乾燥壊死　9
寒天による栄養剤の固形化　67
冠動脈疾患　17
がん末期　54
管理栄養士　29, 60, 68, 149, 173

## き

疑DTI（suspected deep tissue injury） 45, 47

機械的清掃　72
基剤　12, 120
義歯　73
キシロカイン®E　101
キチン　77
急性増悪　54
旧ラップ療法　87
凝集性　31
局所陰圧閉鎖療法　10
虚弱　70
　——サイクル　70
居住系サービス事業所　3
居宅介護支援事業者　50
居宅サービス計画　55
　——書　52
銀含有ハイドロファイバー　85

## く

空気流動　25
口から食べること　70
クリーム　132

## け

ケアチーム　51
ケアプラン　50
ケアマネジメント　50
ケアマネジャー　50, 66, 134, 137
ケアワーカー　3
経管栄養　36, 52
経口栄養剤　137
経済状態　39
経静脈栄養　66
携帯型接触圧力測定器　27
携帯用電気メス（止血用）　99
頸動脈疾患　17

経鼻胃管　66
経皮内視鏡的胃瘻造設術　29
軽微な傷や火傷の手当て　52
頸部聴診法　71
ゲーベン®クリーム 11, 12, 76, 80, 82, 88
血管性　140
血清アルブミン　16, 68
ゲル　25
　——化　31, 32
滅菌処理　90

## こ

硬化性脂肪織炎　18
交換型エアマットレス　35
交換マットレス　25
高機能タイプのエアマットレス　14
抗菌薬　11
口腔　69
　——期　70
　——ケア　72
後脛骨動脈　17
高血圧　17
拘縮　19, 21
合同カンファレンス　136
喉頭挙上度検査　71
五感　31
呼吸との協調　70
ここちあ結起3D　168
こすらずに洗浄　129
骨格筋量　30
混合軟膏　95

## さ

在宅医療　1
在宅患者訪問看護・指導料3　58
在宅褥瘡処置　90
在宅難治性皮膚疾患管理料　79

在宅版K式スケール　36, 48
在宅版褥瘡発生リスクアセスメント・スケール　5
在宅訪問栄養食事指導　33
在宅療養支援診療所　1
サプリメント　68
サポート・サーフェス　13
サルコペニア　70

## し

シーティング　6, 16
シェイクハンド型　99
歯科医師　66, 149
歯科衛生士　66
視覚的要素　70
歯周炎　72
湿潤環境　80
湿潤状態　125
湿潤の不均衡　10
嫉妬妄想　35
自動体位交換機能　25, 28
歯肉炎　72
写真　136
週3日を限度　55
臭覚　70
重症下肢虚血　17
重度障害者　54
重度の歯周病がない口腔の掃除　52
主観的包括的栄養評価　59, 61
主治医　36, 134, 135
　　──意見書　3, 50
手術　10
腫脹　82, 89
準備期　70
小外科セット　98
消毒　11
情報共有体制　149

静脈うっ滞性潰瘍　18
静脈性潰瘍　17
上腕三頭筋皮下脂肪厚　68
上腕周囲径　68
ショートステイ　134
食事姿勢　70
褥瘡急性期　44, 90
褥瘡ケア　2
褥瘡周囲皮膚　129
褥瘡深度分類　47
褥瘡対策チーム　120, 177
褥瘡対策に関する診療計画書　48
褥瘡の色に注目した病期分類　40
褥瘡の深さ　79
褥瘡の予防・治療ガイドライン　77
褥瘡予防　51
食道期　70
食品の温度感覚　70
食品のテクスチャー　70
食塊　32, 69
自力体位交換能力　23
シリコンガーゼ　89
寝具　148
神経障害性潰瘍　17
神経難病　54
浸出液　8, 108
　　──過多　12
親水軟膏　139
人生の最終段階における医療の決定プロセスに関するガイドライン　67
身体計測　30
腎動脈疾患　17
真皮　40
　　──内　40
　　──を越える褥瘡　55, 81

## す

水酸化アルミニウムゲル液　141
水道水　80, 123
水分吸収能力　81
水疱　9
　──性類天疱瘡　92
スキンケア　15, 148
ステロイド軟膏　145
ストーマ装具のパウチにたまった排泄物を捨てる　52
ストレス係数　63
ストレッチグライドマットレス　163
スマイルケア食　172
スモール・シフト　27
スリーステップアプローチ法　59
スルファジアジン銀　11, 12, 76, 88
ズレ　20, 34, 46, 84
　──の力　6, 10, 15, 22

## せ

生活の質（QOL）　51
清潔保持　15
精神疾患　54
生着　11
切開　94, 95
舌機能　70
摂食嚥下障害　29, 70
舌接触補助床　73
舌苔　72
背抜き　15
線維芽細胞　13
先行期　70
洗浄　10
　──剤　129
全身管理　39
全人的対応　74
専門性の高い看護師の訪問看護　147

## そ

総合栄養食品　171
創傷被覆材　12, 77, 79, 80, 81, 84, 90, 178
創底管理　128
増粘剤　31
搔爬　99
創面環境調整　7
ソープサン®　13, 86
足背動脈　17
底づき　164
咀嚼　69
　──筋群　70, 73
ソフレットゲル®　77
ゾル化　32

## た

第1号被保険者　49
第2号被保険者　49
体圧測定器　6
体圧分散　2
　──寝具　13, 19, 22, 134
　──マットレス　22
体位交換　14, 26, 148
体重　30
　──減少　16
　──測定　68
台所用穴あきポリエチレン袋　107
大脳皮質基底核変性症　96
多汗　148
多職種連携　113
弾性ストッキング　18
弾性包帯　18
痰の吸引　52
蛋白質・エネルギー低栄養状態（PEM）　16, 59

## ち

地域包括支援センター　50
注射用プロスタグランジン製剤　17
超音波検査　7
貼付　132
著明な感染徴候　148

## て

低圧保持エアマットレス　23
低栄養　29, 30
　——状態　39
デイサービス　134
ディスポーザブルグローブ　129
ディンプルマットレス　161
デブリードマン　9, 83, 124
デュオアクティブ®　13
電気メス　101

## と

銅　65
同行訪問　147
頭側・下肢挙上　148
疼痛　82, 89
糖尿病　17
特定疾病　49
特別訪問看護　81
　——指示書　3, 55, 57, 79, 135
ドプラー聴診器　17
トラフェルミン　10, 86, 92, 95, 145, 146
トレチノイントコフェリル　77, 86, 94, 95
ドレッシング材　77, 150
ドレッシングポット　12
ドレナージ　11
トロミ　32
鈍的　102

## な

ナカノ式ケアファイル　116
ナラティブ　34, 74
ナラティブ・ベイスド・メディシン　35
軟膏　12
軟口蓋挙上装置　73

## に

肉芽　44, 84, 145
　——形成期　44, 79, 90
　——組織　8
二層式エアマットレス　13
日常生活自立度　148
　——ランク　24, 25
二面性　75
乳剤性基材　13
入浴　15
尿・便失禁　148
認知機能　39
認知症　137

## ね

ネクサスR　167
ねじれ　21
熱感　89

## の

膿苔　11
膿瘍　102
　——の切開排膿　98

## は

ハーフ食　31
バイオフィルム　72
排泄　2
　——介助　53
ハイドロコロイド　13, 77
　——ドレッシング　85
ハイドロサイト®　13, 146
ハイドロファイバー　13, 77, 86
ハイドロポリマー　77
排膿　11, 45
ハイブリッド　25

廃用症候群　51, 107
白色瘢痕　9
剥離　132
　──作業　102
腹の見える　149
半固形状　67
反復唾液嚥下テスト　71

## ひ

微温湯　130
被蓋部　93
皮下脂肪厚　30
皮下組織に至る褥瘡　79
皮下ポケット　13
尾骨部の褥瘡　16
ビタミン　17
　──C　17, 65
左下肢浅大腿動脈閉塞　95
ビッグセルインフィニティ　165
皮膚炎　18
皮膚灌流圧　17
皮膚欠損用創傷被覆材　177
皮膚・排泄ケア認定看護師
　　　　　　55, 58, 97, 147
皮膚被膜剤　133
皮膚への軟膏塗布　52
皮膚保護剤　133
氷砕片飲み込み検査　71
病的骨突出　5, 30, 148
病的創縁　13
表皮角化細胞　13
表皮形成期　44, 85
表皮の巻き込み　10
びらん　9
微量元素　65

## ふ

フィール　169

フィブラスト®　10, 86, 92, 146
深さ　8
福祉用具専門相談員　149
ブクラデシンナトリウム　86
浮腫　148
付着性　31
不良肉芽　11
ブレーデンスケール　5, 36, 48
プロテインパウダー　173
ブロメライン軟膏　11
雰囲気や団欒　70

## へ

ベスキチン®W　95
ヘッドアップ　15, 20
ペットボトル　12
ベビーパウダー　16
ヘモグロビン　16
辺縁の表皮進展不良　10
便失禁用閉鎖型ドレナージシステム　15
便尿汚染　15
ペンホルダー型　99

## ほ

蜂窩織炎　105, 112
膀胱留置カテーテル　15
訪問看護　53
　──基本療養費　58
　──師　2, 52, 134, 135
　──指示書　55, 56
　──ステーション　1, 53
ホームヘルパー　3, 66, 134, 136
ホームヘルプサービス業務のガイドライン　52
ポケット　8, 10, 45, 84, 93, 95, 146
　──形成　84
　──の開放　98
　──の切開　10

保険診療　177
ポジショニング　2, 6, 14, 19
保湿剤　132
補食　31
ボスミン®親水軟膏　140
発赤　82, 89
ポビドンヨード・シュガー
　　　　　12, 76, 86, 88, 95, 98
ポリウレタンフォーム　13, 77

## ま

前向き研究　76
曲がり鉗子　98
曲がり剪刀　99
マクトンパウダー　31
マクロゴール基剤　13, 140
末期の悪性腫瘍の患者　54
末梢静脈栄養　66
マヨネーズ　65
マルファ®液　141
マンガン　65

## み

ミイラ化　99
　──作戦　17
味覚　70
ミセル　130

## む, め

ムースゼリーパウダー　173
無鉤鑷子　99
メラノサイト　9

## も

モイスキンパッド®　107
毛孔　40
モーズ軟膏　142
モジュール車いす　16, 105

## や, ゆ

薬剤師　149

融解壊死　9, 103
有鉤鑷子　98, 99
ユーパスタ®　12, 86, 95, 98
油性軟膏　140
指グリップ型　99

## よ

要介護　49
　──者　135
要支援　49
ヨーグルト　142
ヨードコート®軟膏　80, 82
汚れを浮かして洗浄　130

## ら

ラコール®　65
ラップ療法　77, 107
ランダム化比較試験　82

## り

理学療法士　149
リスクアセスメント　5
　──ツール　48
リドカイン製剤　139
リバーシブルマットレス　25
リハビリテーション　14, 148
　──スタッフ　2
リフター　2
リムーバー　133

## れ, ろ

連絡ノート　136, 137
老衰　36
ローション　132
ロゼックス®　142

## わ

ワセリン　15
ワルファリン　93

在宅医療の技とこころ
在宅で褥瘡に出会ったら　　　　　　　　　Ⓒ 2016

定価（本体3,000円＋税）

2010年 3月10日　1版1刷
2011年12月20日　　　2刷
2016年 3月 1日　2版1刷

編著者　鈴　木　央
　　　　　　すず　き　　ひろし

発行者　株式会社　南　山　堂

代表者　鈴　木　肇

〒113-0034　東京都文京区湯島4丁目1-11
TEL 編集(03)5689-7850・営業(03)5689-7855
振替口座　　00110-5-6338

ISBN 978-4-525-20892-9　　　　　　　　Printed in Japan

本書を無断で複写複製することは，著作者および出版社の権利の侵害となります．

JCOPY　＜(社)出版者著作権管理機構 委託出版物＞
本書の無断複写は著作権法上での例外を除き禁じられています．複写される場合は，そのつど事前に，(社)出版者著作権管理機構(電話 03-3513-6969，FAX 03-3513-6979，e-mail: info@jcopy.or.jp)の許諾を得てください．

スキャン，デジタルデータ化などの複製行為を無断で行うことは，著作権法上での限られた例外（私的使用のための複製など）を除き禁じられています．業務目的での複製行為は使用範囲が内部的であっても違法となり，また私的使用のためであっても代行業者等の第三者に依頼して複製行為を行うことは違法となります．

## 在宅医療の技とこころ　好評発売中！

### 在宅医療　臨床入門
和田 忠志 著　◎A5判 122頁　◎定価（本体2,200円＋税）

### チャレンジ！在宅がん緩和ケア ［改訂2版］
平原 佐斗司・茅根 義和 編著　◎A5判 289頁　◎定価（本体3,600円＋税）

### 在宅栄養管理　－経口から胃瘻・経静脈栄養まで－
小野沢 滋 編著　◎A5判 223頁　◎定価（本体3,200円＋税）

### 在宅で褥瘡に出会ったら ［改訂2版］
鈴木 央 編著　◎A5判 188頁　◎定価（本体3,000円＋税）

### 認知症の方の在宅医療 ［改訂2版］
苛原 実 編著　◎A5判 243頁　◎定価（本体3,400円＋税）

### "口から食べる"を支える　在宅でみる摂食・嚥下障害, 口腔ケア
新田 國夫 編著　◎A5判 182頁　◎定価（本体3,000円＋税）

### チャレンジ！非がん疾患の緩和ケア
平原 佐斗司 編著　◎A5判 234頁　◎定価（本体3,400円＋税）

### リハビリテーションとしての在宅医療
藤井 博之・山口 明・田中 久美子 編著　◎A5判 213頁　◎定価（本体3,200円＋税）

### 在宅薬剤管理入門　コミュニティ・ファーマシストの真髄を求めて
和田 忠志・川添 哲嗣 監修　◎A5判 241頁　◎定価（本体3,000円＋税）

### 骨・関節疾患の在宅医療
苛原 実 編著　◎A5判 230頁　◎定価（本体3,500円＋税）

詳しい内容については, 弊社ホームページをご覧ください。http://www.nanzando.com/